女性の健康と
ライフスタイル

ビジネス目線と学際的な視座から

Women's health
and
Lifestyle

並木幸久・三池秀敏　編著

大学教育出版

はじめに

　健康は身近な「贅沢」で、あると当たり前で、ないとどうしても得たい価値。健康は近代社会、特に先進国において最重要のキーワードです。本書に関心を持ったあなたは社会の動向にとても敏感で最重要なトピックに意識があるはずです。本書の背景には様々な社会的な要因や政策的な影響もあり、身近な健康から高度な健康まで捉え方は多様化しており、異なる健康に対する価値観が社会現象として広まっている点に注目しています。この一方で、あなたの「健康」と私の「健康」に違いはあるのでしょうか？　この疑問に対して、「女性の健康とライフスタイル」に課題を絞り、学際的な視点とビジネス的な視点で「健康」をどのように捉えることができるのかについて共同研究を始めました。そして、「女性の健康とライフスタイル」を異なる専門家がどのように取り扱えるのか、このような疑問を整理するために異なる専門家がそれぞれ自由に研究もしくは業務で取り組んでいるテーマをまとめることにしました。

　本書は「女性の健康とライフスタイル」に止まらず物理、経済、ICT、人工知能、高精度医療、デジタルヘルスのような専門的なテーマや最先端トピックも含まれており、1人の視点では捉えることが難しい広域な要素が含まれています。このため、本書はすべてのテーマを読者に読んでもらうことを意図していません。関心のあるテーマを選んで読み進めていただければ嬉しい限りです。読者が本書に出会うことで思わぬ発見や気付きが生まれることを期待しています。

株式会社国際総合知財ホールディングス　代表取締役社長
株式会社ブラケアジェネティクス　代表取締役社長
並木幸久

女性の健康とライフスタイル
―ビジネス目線と学際的な視座から―

目　次

はじめに ………………………………………………………… 並木幸久…i

各章の紹介 ……………………………………………………………… vii

第Ⅰ部　企業の目線で捉えた女性の健康とライフスタイル

第1章　新時代の健康管理サービスに向けて ……………… 鈴木　将…2
　1. モバイル端末アプリを介した健康管理サービス　2
　2. 健康管理への活用のための遺伝子検査　5
　3. 遺伝子検査結果の健康管理への活用　8
　4. AIは何をしてくれ得るのか？　13
　5. 健康AIの構築へ向けて　17

第2章　ヘルスケアビジネスを創る ― 健康の費用対効果とビジネスチャンスを探る ― ……………………………………… 並木幸久…21
　1. はじめに　21
　2. 医療、健康、ヘルスケア産業における日英米の事業環境の比較　23
　3. 日英米の人口等比較　24
　4. 日英米におけるヘルスケア事業環境の違い　29
　5. 日本におけるヘルスケアビジネスの環境　30
　6. 日本における健康ビジネスとヘルスケアビジネス　31
　7. 日本におけるヘルスケアビジネスの課題　34
　8. 健康増進法について　35
　9. 個別化されたヘルスケアビジネス　38
　10. おわりに　40

第3章　女性の食と健康 ……………………………………… 林　玲奈…43
　1. はじめに　43
　2. 女性の体調の周期的変化　45

3. 食生活におけるサステイナビリティ（持続可能性）の追求　*50*
   4. おわりに　*65*

第Ⅱ部　学際的な視座からみる女性の健康とライフスタイル

第４章　大学におけるキャリア教育
　　　　――女性が健康で働き続けるために――……………尾﨑敬子…*68*
   1. はじめに　*68*
   2. 後悔から学んだこと　*69*
   3. 高校までの健康教育から見える課題　*72*
   4. ハンセンの理論に学ぶ　*73*
   5. 女性の活躍を支援する　*74*
   6. 男女がともに支え合う　*81*
   7. おわりに　*83*

第５章　女性と福祉……………………………………………佐藤真澄…*87*
   1. イントロダクション　*87*
   2. 「福祉」とは　*89*
   3. 「女性」と「福祉」　*90*
   4. 福祉の対象としての女性――「母子家庭の母」を生きる――　*92*
   5. 福祉の担い手としての女性――「主婦」「おかあさん」というアイデンティティ――　*95*
   6. これからの「女性と福祉」　*100*

第６章　デザイン思考を取り入れて心も体も健康に働くには
　　　　――基礎デザイン課外ゼミの実践――………中山愛理、三池秀敏…*102*
   1. はじめに　*102*
   2. デザインの意義　*103*
   3. モダンデザインの発祥　*104*

4. バウハウスの教育理念　*105*
5. 大学での基礎デザイン教育研究　*107*
6. コンポジション・レッスンの流れ　*110*
7. 「デザイン的思考」で人生を豊かにすること　*112*
8. おわりに　*114*

第7章　「生きたシステムの科学」から見た女性の健康について
　　　　― ロウソクの科学と健康 ― ……………………………… 三池秀敏…*116*

1. はじめに　*116*
2. 生きたシステムの科学とは　*117*
3. 森羅万象　*119*
4. 新しい科学の常識：非線形現象とカオス　*121*
5. 熱的な平衡と非平衡　*126*
6. エントロピー増大の法則　*128*
7. ロウソクの科学と散逸構造　*130*
8. 非線形振動と同期：蛍やロウソクの集団同期の謎　*132*
9. 生きたシステムの科学を通してみた健康の維持について　*135*
10. 米原万理の「愛の法則」からのメッセージ　*138*
付録　ロウソクの科学―3つの時代　*142*

おわりに ………………………………………………………… 三池秀敏…*146*

各章の紹介

第Ⅰ部：企業の目線で捉えた女性の健康とライフスタイル

　第Ⅰ部は、企業で実際に取組んでいる業務的な視点で執筆されており、（株）国際総合知財ホールディングス兼（株）ブラケアジェネティクスから1名および（株）ブラケアジェネティクスから2名の分担によるものです。3つの寄稿が、研究および事業成果に基づく「随筆」の形式で書かれています。いずれも、（株）国際総合知財ホールディングスおよび（株）ブラケアジェネティクスでの最近の事業・研究活動に基づく成果を纏めたもので、両社の特徴的な活動の紹介でもあります。

　第1章の論文（鈴木将著）は、（株）ブラケアジェネティクスで開発中のヘルスケア情報提供を中心としたWebサービス・アプリの具体的内容に触れつつ、同社研究員としての著者の視点による現状の達成点と課題について論じています。またその中で、ヘルスケアの一要素として同社から提供されている遺伝子検査についても概観し、リスク予測ではなく個人の体質に合わせた生活習慣改善提案を介した個別化されたヘルスケアのための遺伝情報活用法に関して論じています。

　章の後半では理論物理学のバックグラウンドを持つ著者独自の視点から近年の機械学習・人工知能技術の設計思想の根幹と新規性について解説しつつ、より高度に個別化されたヘルスケアのための健康特化型人工知能の実現への展望を論じています。

　第2章の論文（並木幸久著）は、著者が（株）国際総合知財ホールディングスおよび（株）ブラケアジェネティクスの業務を介して分析してきた、健康ビジネスに関わる課題を提議しています。医療、健康、ヘルスケア産業における日英米の事業環境を比較するために、日英米の人口等比較、日英米におけるヘルスケア事業環境の違い、日本におけるヘルスケアビジネスの環境、日本にお

ける健康ビジネスとヘルスケアビジネス、日本におけるヘルスケアビジネスの課題および個別化されたヘルスケアビジネスについて分析した結果とその結果に関わる考察を説明しています。また、各考察から考えられるソリューションと日本の課題に対してヘルスケアビジネスが果たす可能性も解説しています。

第3章の論文（林玲奈著）は、現代女性の心身状態や生活の質を向上させるには食事面ではどのようなことに留意すべきかについてまとめています。遺伝子レベルで決定された体質を考慮しつつ、女性に特に必要な栄養素は何か、またそれらを摂取するにはどうしたらよいかなどについて管理栄養士の視点で捉え、述べています。

女性は毎月の月経によって引き起こされる月経前症候群や貧血症状などに悩むことが多いですが、これらの症状は食事を見直すことによって改善することもできます。食習慣を見直しながら適切な食習慣を身に付け、どのような栄養素がどのような食品に含まれているのかを効果的に学習できる方法についても触れられています。食事や栄養に興味のある人、あまりない人のどちらにも新たな発見が望める内容となっています。

第Ⅱ部：学際的な視座からみる女性の健康とライフスタイル

第Ⅱ部は、大学での教育研究に従事する教職員の視点で執筆されており、女性教員2名、女性職員1名、および男性教員1名の分担による4つの寄稿のうち、2つが「原著論文」の形式、他の2つが従来の研究成果に基づく「随筆」の形式で書かれています。いずれも、山口学芸大学および山口芸術短期大学での最近の教育研究活動に基づく成果を纏めたもので、両大学の特徴的な活動の紹介でもあります。

第4章の論文（尾﨑敬子著）は、著者自身がキャリア女性として教育現場で働く中で、自身の健康への留意をおろそかにした苦い体験を通して、健康に関心の薄い学生へのキャリア教育に「健康」の要素を効果的に取り入れるプログラム開発に関する研究を紹介しています。特に、「健康で働き続けるために大

切なこと」等に関するアンケート調査を学生対象に行い、大学時代に先を見通した健康教育の充実が必要であると結論付けています。また、「働くことは生きることそのものであり、『働く』とは『人のために動く』ことで、『はたらく』とは『はたをらくにする』ことだ」とする著者の思いは、若い世代に引き継ぎたい名言です。

第5章の随筆（佐藤真澄著）は、著者が大学での教育研究テーマとして長年取り組んでいる「福祉」の視点で「女性がよりよく生きることを考えていきたい」とねらいを定めています。その中で、「ふくし」の説明として「ふ」は「ふだんの・ふつうの」「ふ」であり、「く」は「暮らし・暮らす」の「く」であり、「し」は「幸せ」の「し」であるとよく用いられる語呂合わせを紹介し、福祉が追及するのは「ふだんの暮らしのなかの幸せ」であり、「普通に暮らすということに幸せを見いだす」のが「福祉」なのだと著者は考え、そのことを学生に伝えたいと思っています。本題の「女性」と「福祉」では、女性が「ふつう」の幸せを追い求めるのを阻んでいるものとして性差別やジェンダー論を取り上げています。さらに福祉の対象とされている母子家庭の母や、福祉の担い手としての女性の生き方や社会福祉の課題を議論しています。

第6章の論文（中山愛理、三池秀敏共著）は、デザイン教育手法の確立に関する実践的研究の紹介です。音楽に対して、デザインの分野ではその基礎となる教育手法が確立されていません。戦前のドイツに設立された「バウハウス」では、その基礎課程教育や構成教育の中で、いくつかの試みがなされていますが教育手法として確立されてはいません。山口大学感性デザイン工学科の教員によって独自に考案された「デザイン教育メソッド」は、こうしたバウハウスでの試行を引き継ぎ、専門的教育を受けていない学生や描写力の十分でない学生に有効な「基礎デザイン」教育手法を提供しています。山口芸術短期大学では、芸術表現学科の学生や一般の方を対象とした「基礎デザイン課外ゼミ」を、公開講座として2年前からスタートし、その教育手法の有効性や評価手法の確立を目指した実践的教育研究を続けています。本論文は、その実践内容を紹介

するとともに、デザイン思考を生活や仕事に取り入れ、人生を豊かにする秘訣を議論しています。

最後の随筆（三池秀敏著）は、著者が過去30年以上に亘って実施した、国内外の研究者との共同研究で得られた「生きたシステムの科学」の知見を通して、ヒトの健康維持の問題を議論しています。具体例として、「ロウソクの科学」の研究史を取り上げ、生きたシステムの健全な維持に必要な条件を整理する中で、女性特有の生体リズムやライフイベントと健康の問題を取り上げています。

また、米原万理の「愛の法則」からのメッセージを伝える中で、男性の一生が3つの期間に分けられるのに対し、女性では第四の期間が存在し、しかもその女性特有の第四期間が30年以上にもわたることを確認しています。女性の特権として与えられた人生の素晴らしい自由時間帯（第四期）を有効に活用し、健康で人間的な時間を生き抜く知恵を「生きたシステムの科学」に学ぶ必要性を説いています。

第Ⅰ部　企業の目線で捉えた女性の健康とライフスタイル

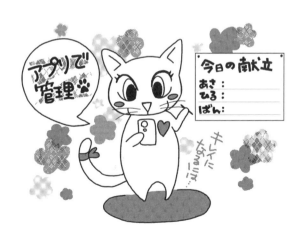

第1章
新時代の健康管理サービスに向けて

　近年の国内の人口構造の変化とそれに起因する医療費増大に伴って、予防医療や健康寿命延伸の取り組み[1]への関心が高まり続けています。本章では弊社の提供するサービス：医療に至らない段階での食事・生活習慣改善の提案を介した、個々のユーザーにカスタマイズされた健康づくり情報サービスに関する現状の報告を足掛かりに、新しい時代のカスタマイズされた病気予防への展望を述べたいと思います。

　次節ではモバイル端末アプリを介した弊社の健康管理サービスの現状を、続いてビッグデータを有効に活用するためのディープラーニングをはじめとした人工知能技術の近年の興隆に触れつつ、弊社サービスユーザーにより蓄積されていく健康ビッグデータへの適応性と健康特化AIの構築可能性について論じています。以下では、女性の健康（とりわけ乳がん予防）に資するという社の設立理念に則って、一部に女性向けにフォーカスしたサービスに関する記述も含みますが、基本的には年齢性別を問わず誰に対しても適応可能な一般性を持った健康管理サービスの現状として話を進めたいと思います。

1. モバイル端末アプリを介した健康管理サービス

　アプリサービスのもっとも基本的な機能はユーザー固有の情報を基に、日々の健康維持のためにそのユーザーが「次に何をしたほうが良いか？　しないほうが良いか？」を簡潔に提案することです。その提案は当然そのユーザーがここ最近あるいは今現在どのような生活を送り、どのような体の状態にあるかに

第 1 章　新時代の健康管理サービスに向けて　3

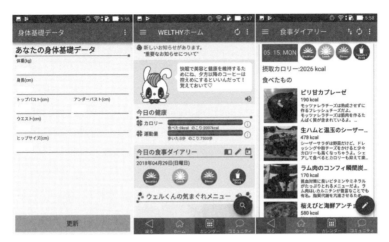

図 1-1　モバイル端末アプリ表示例

より判断されるものになります。例えば、あるユーザーの最近の食生活状況について栄養に偏りがちな傾向が見え、とある栄養素が特に不足している危惧があるならば、それを補える食材を使った料理を提案するといったように。そこでユーザーの協力のもと、健康維持に活用するためにアプリに蓄積されるユーザー個別の情報は以下のようなものに大別されます。

動的な（変動する）情報：

日々の生活状況により刻々と変化する生体情報、または食事・生活の状況そのもの

- 体重（BMI）、ウェストサイズなど
- 活動量（段階別の自己申告、端末内蔵センサーによる歩数計情報）
- 食事情報（朝・昼・晩・その他間食。あらかじめ登録された外食メニューからの選択、または内蔵カメラによる写真記録）

静的な情報：

生来決まっていて基本的には変化しない情報

- 遺伝情報

このうち動的な情報は、そのユーザーが次に「何をどの程度したほうが良いか」を提案する直接的なデータとして活用できます。その方法の一つとしては公的機関などにより公開されている指標（基準値）— 健康を維持するのに適した体重やそれぞれの栄養素の1日当たりで推奨される摂取量 — に基づいて、それに近づくように食・生活に関する提案を行うといったことが挙げられます。「カロリー摂取量がやや過多なので食べ過ぎに注意しつつ適度な運動をしましょう」や「最近○○の栄養素が不足しがちなので豊富に含む△△などを食べてみるのは如何でしょう」といったような。ただしそのような指標は多くの場合、多数のサンプルから統計解析により導かれたものであり、長年の知見の蓄積が反映されておりまたその数値の論拠を明示しやすい利点がある一方、いわば"平均的"な体質を持つ人の場合の指標であるため、これのみを用いるだけではユーザー一人ひとりへの個別化された健康維持サービスとは呼べません。

具体例を挙げるならば、肥満度を評価する指標の一つとしてBody Mass Index（BMI）が広く活用されています。これは $[体重（kg）]／[身長（cm）]^2$ により算出され、日本人においてはこの値が22付近で肥満との相関の強い各種疾病のリスクが小さいとされています[2]。一方で、1日に消費されるエネルギー（カロリー）については、身長・体重・年齢・性別の関数としての測定に基づいた評価式（線形回帰）が存在し[3]、これに日常の活動度の度合いに関する適切な係数をかけることで評価されます。これら2つを用いると、BMI=22を維持するために必要なカロリーが算出でき、例えば厚生労働省の発行する「日本人の食事摂取基準」[4]ではその値が1日に必要な摂取カロリーとして採用されています。同資料に採用されている各栄養素別の摂取基準量にも同様に導出の論拠が存在します。このように基準の導出の過程は明快であると同時に、統計処理の過程で個々の体質の特性といった情報が切り落とされてしまう点も見えてくると思われます。

個々のユーザーにカスタマイズされた健康維持を提案するために現時点で見落としている点を改めて列挙しますと

① 統計的に導出された健康維持のために最適とされる基準値があるユーザーにとっても最適値であるかどうか？ その人の体質によっては最適値

が多少ずれるかもしれません。
② 食・生活の変化による感受性の程度は？ そのユーザーの体質における生活行動変化によってより健康的な方向への効果が出やすい項目について提案し得ることは有用と考えられます。逆に現在の食・生活において推奨される基準に見合っている項目であっても生活習慣が変化してそこからずれると悪い影響が出やすい体質のユーザーであれば、あらかじめその点についての現状維持を勧めることも有意義かもしれません。
③ 優先度とフォーカスの問題。運動の頻度や各栄養素の推奨摂取量といった様々な基準をどれも満たすような生活を送れれば理想的かもしれませんが、それが難しい場合、個々のユーザーの体質に合わせて「いま、何により気を付けると健康維持に良いか」の観点からの提案により、ユーザーの意識をそちらに向けられれば効果的だと考えられます。

これらの点を補うために、前述の個々のユーザーが生来持っている静的な特徴、つまり遺伝情報が重要な要素となってきます。次節では、弊社が提供している遺伝子検査の内容とその活用の現状について述べたいと思います。

2. 健康管理への活用のための遺伝子検査

弊社の提供している遺伝子検査は唾液検体による一塩基多型（SNP）検査であり、サービス開始時点では以下に挙げる12のSNPを対象としています。
・XRCC2遺伝子より1SNP
・CASP8遺伝子より1SNP：乳がん予防に活用[5]
・TCF7L2遺伝子より3SNP：耐糖能関連[6]、2型糖尿病予防に活用
・FTO遺伝子より2SNP：体脂肪蓄積耐性、体重増加耐性関連[7][8]
・MC4R遺伝子より1SNP：体重増加耐性関連[9]
・ATP2B1遺伝子より1SNP：高血圧への耐性関連[10]
・UMOD遺伝子より1SNP：高血圧への耐性関連[11]
・CYP1A2遺伝子より1SNP：カフェイン代謝能力関連[12]
・NQO1遺伝子より1SNP：CoQ10レベル、活力関連[13]

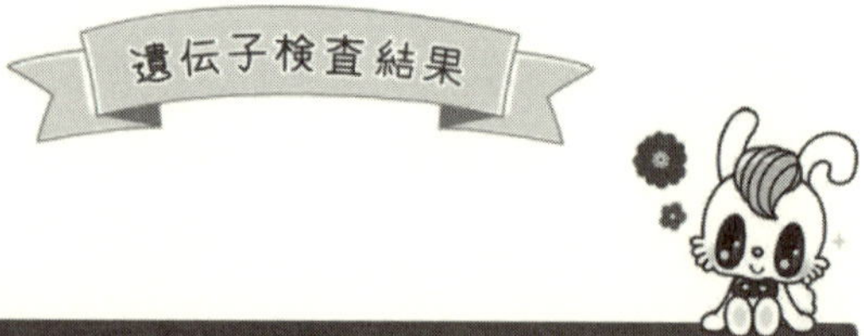

遺伝子検査結果

項目	Wタイプ	Hタイプ(Heタイプ)	Vタイプ(Hoタイプ)
bcg0001	✿		
bcg0002	✿		
bcg0003		✿	
bcg0004			✿
bcg0005		✿	
bcg0006			✿
bcg0007	✿		
bcg0008		✿	
bcg0009		✿	
bcg0010			
bcg0011		✿	
bcg0012			✿

図 1-2　遺伝子検査結果表示例

　直接乳がんリスクと相関する遺伝子部位のほかに、BMIと乳がんリスクとの間の相関[14]や高血圧と乳がんリスクとの間の相関[15]が有意にあることが知られているため、全体として乳がん予防に活用できるように選定されています。これと同時に肥満症、2型糖尿病、高血圧症への耐性に関する差異などを含み、メタボリックシンドローム予防等のために性別を問わず総合的に活用できる構成にもなっています。検査結果は無記名での唾液検体送付から20営業日程度で返却されます。検査結果の閲覧は専用webページのアカウントへ検査キットに同封されているIDでログインすることにより匿名化を実現しています。結果表示画面では、各SNPについてそのユーザーが wild type（表示：W）、heterozygous type（表示：H）、(rare) homozygous type（表示：V）のいずれに該当するかが表示されます。

　同サイトの結果閲覧に付随するタイプ別の解説においては、下記の点に留意

① 検査項目内の各遺伝子部位は何らかの疾病の直接的な原因遺伝子ではない点。したがって検査結果によって必ずしも将来的にその病気にかかる可能性が高いことを示すわけではなく、あくまで統計的傾向である点への注意喚起を行っています。

② 本サービスはポジティブ検査であることを謳っています。あるSNPについての結果が健康維持に対して有利か不利かの傾向に一喜一憂することなく、よりポジティブに活用していただけるよう誘導することを心がけています。

③ タイプによる傾向の差異を提示する際に参照している論文の多くは、統計的な有意差検定に関する報告例となっています。よって結果のタイプにより相反する体質を持っている印象を与えてしまうことや「ある・ない」などの2分法的な表現をすることを避け、比較的穏やかな傾向の差異であることが伝わるよう留意しています。

④ 本サービスに採用されている部位以外にも、体重・血糖値・高血圧などここで言及されている体質との相関を持つことが知られている遺伝子は多く存在します。このため、本検査結果のみによってそのユーザーのそれらの体質的傾向が確定するわけではない点への注意喚起を行っています。

⑤ 検査結果がそのユーザーの現在の実際の健康状態を示すわけではなく、食生活スタイル・食生活環境にも強く依存することへの注意喚起も行っています。

上述した検査結果のポジティブな活用に関していくつかの具体例を示したいと思います。上記検査に含まれるFTO遺伝子内のSNPがH, Vタイプの人は体脂肪率・体重が高めの傾向にあるとされています。しかしながらこのグループの人でもアスリートのような激しい運動をする人の場合にはWタイプとの差異がないことや[16]、高たんぱくで低カロリーな食事を摂取する食習慣に切り替えるとWタイプの人に比べて体重・体脂肪量の減少が大きい[17]との報告例も存在します。このことは、同SNPがH, Vタイプの人は平均的には肥

満になりやすい傾向にあるものの、適切な運動や食習慣を心がけることでむしろ健康維持に有利な体質である可能性を示唆しています。あるいはATP2B1内のSNPがVタイプの場合、他のタイプに比べて高血圧になりにくいとされる一方、塩分濃度の高い食事に切り替えて一定期間生活した場合の血圧上昇は他のタイプに比べて高い傾向にあったことが報告されています[18]。このことより、Vタイプの人は塩分の取りすぎに注意した食生活を心がけることで、より効果的に高血圧の予防ができることを示しているかもしれません。

3. 遺伝子検査結果の健康管理への活用

　遺伝子検査結果の情報を上述の端末アプリに追加することで、より個人にカスタマイズされた健康維持の提案が可能になります。アプリ利用には遺伝子検査結果閲覧アカウントとは別にアカウントを作成することになっており、データベースも独立しています。検査結果のアプリ上での活用には、結果を手入力で移行するか初回アプリアカウント作成時のみの連結によりデータ移行を行うかのいずれかの手段を用意していることで、ここでも連結不可能な匿名性を実現しています。

　遺伝子検査結果が12SNPのそれぞれに対して3タイプ存在することから、直接的にこれを用いるとすると全体としては3^12=531441通りのタイプ分類が存在することになります。しかしながらそのすべての分類に対して体質の特徴付けを行うことは現実的ではないこと、そこまで細分化された分類間の差異に対して正確な記述を行うほどには裏付けとなる研究報告が十分ではないこと、過度な複雑さはユーザーにとっての付加価値を下げかねないことなどを考慮して、アプリ上ではより簡潔化した再分類による結果を表示しています。現時点で採用している方式では、「乳がん耐性」「耐糖能力（糖耐能）」「脂肪蓄積耐性」「肥満耐性」「塩分耐性」の5カテゴリーについて遺伝子検査結果に基づいた独自の総合判定基準を用いてそれぞれ2段階のタイプ判別表示を行っています。アプリ上では、これにより得られる合計32の体質分類に対して、それぞれに適応した健康維持に役立つ提案コメントが表示されるほか、管理栄養士により

策定された体質カテゴリーごとの栄養摂取基準に基づいて各ユーザーへの推奨度の高い料理をランダムに紹介する機能も試験運用されています。

ここまでで記述してきたように、現時点で採用されている体質別にカスタマイズされて提案される健康情報は公開されている研究報告による知見に依るところが大きいことが分かります。ユーザーにより蓄積される食生活習慣・生体情報を用いてカスタマイズの精度を動的に深化させるための機械学習をもちいた手法と健康AI実現への展望については次節以降で述べたいと思います。

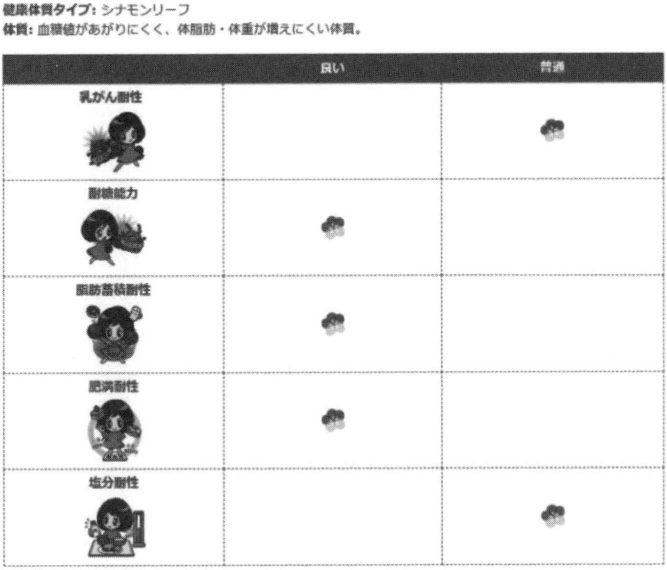

健康体質タイプ：シナモンリーフ
体質：血糖値があがりにくく、体脂肪・体重が増えにくい体質。

	良い	普通
乳がん耐性		●
耐糖能力	●	
脂肪蓄積耐性	●	
肥満耐性	●	
塩分耐性		●

図1-3　遺伝子タイプに基づいた総合判定表示例

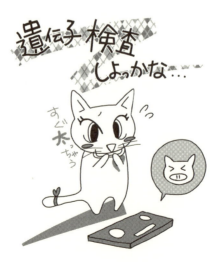

一塩基多型（SNP）について

　ヒトの細胞には両親のそれぞれから受け継いだ2本で対となる染色体を23セット合計で46本持ち、各染色体の実体はDNAという長大な二重鎖状の高分子であることが知られており、その鎖上で実際に体の組成や機能の設計図として用いられる領域を遺伝子と呼びます。DNA鎖はヌクレオチドという部品の連なりにより構成されていて、各ヌクレオチドにはA, T, G, Cの文字で略称される塩基のいずれか一つが付属しており、この文字列の並び順が具体的な設計図の記述に対応する役割を持ちます。遺伝子領域上の特定位置の塩基について多くの人が持っている種類（major allele）とは異なる種類（rare allele）に変異している人が一定数存在する場合にその位置の塩基は一塩基多型と称されます（ある特定位置の塩基はAの人が多いが、一定頻度でTになっている人口が存在する、など）。両親から受け継いだ一対の遺伝子が存在するため、各SNPについてどちらもmajor alleleである場合（wildtype）、片方がrare alleleである場合（heterozygous）、両方ともrare alleleである場合（rare homozygous）の3タイプに分類することが可能になります。詳細な手順を省略して述べるならば遺伝子の設計図を基に最終的に合成される物質はタンパク質であり、タンパク質とは1種類の分子を指すものではなく、複数の種類が存在するアミノ酸を部品としてそれを多数連結した高分子の総称です。構成しているアミノ酸の組み合わせにより安定な立体構造や他の分子に対する作用が異なるため、生体内で多種多様な機能を果たすことになります。DNA鎖上遺伝子領域の塩基3つを一つのグループ（コドン）とすると最大で4^3=64種類の組み合わせを表すことが可能ですが、これを利用して実際にタンパク質を構成する20種のアミノ酸のどれになるかが決定されます。したがってとあるSNPがrare alleleであれば構成するアミノ酸の一つが他の種類に入れ替わることになり、これがタンパク質全体としての機能に微小な差異をもたらすことが考えられます。ヒトの生体内でのそのような機能の差異のメカニズムにまで理解が及んでいるケースばかりでは必ずしもなく、SNPのタイプによって結果的に表れる体質に何らかの差異があるかを統計的手法で調査を行っている研究事例が多く存在します。また、rare alleleの個数に従ってW→H→Vタイプの順で体質の差異が大きくなっていく可能性もありますが、その差異が比較的小さい場合にrare alleleが存在するかどうか（Wタイプ vs. H, Vタイプ）による体質差といった形で統計分析を行っている研究報告例も多くあります[19]。

知の蓄積、公開情報について

　世界各国の研究者による最新の成果は、様々な出版社（機関）の発行する専門誌に論文という形で精査の上で掲載されることにより世に認知されることはよく知られています。多くの出版元は紙媒体以外に掲載論文を電子化して所蔵しているためオンラインで閲覧することができ（フルアクセスには閲覧者やその所属機関との契約如何による）、また出版元が異なっても分野ごとの論文全体へのアクセスを補助するデータベースが数多く存在します。例えば、アメリカ国立衛生研究所（NIH）下の一部門が運用している生命医学分野のデータベース PubMed[20] では 2,800 万件超の世界中の論文への参照を可能にしています。

　ある研究グループにより投稿された論文原稿が掲載されるまでには、通常いくつかの審査過程が用意されています。先ず投稿論文の体裁やテーマがその専門誌に適しているかの基本的なチェックが編集者によりなされたのちに、これに通ると多くの専門誌では査読と呼ばれる過程に回されることになっています。ここでは論文テーマと同分野の複数の研究者へ（通常投稿者には匿名で）原稿と審査依頼が送付され、研究設計や結果から導かれる結論の論理的整合性に不備がないかなどの観点からの掲載の可不可、要修正といった返答を基に最終的な掲載が決定されます。しばし誤解されがちなのは、この掲載された段階で論文の価値が確定し内容が広く受け入れられるわけではない点かもしれません。上記の二重のチェック過程を経ても原稿の記述に現れない不備 ―― 再現性のない特異な結果を偶発的に拾ってしまった場合や、より極端な場合にはデータのねつ造など ―― は見落とされている可能性が残ります。元の論文の主張が注目に値すると見なされれば、他の多くの研究グループによりそこからの発展的研究や、異なるサンプルによる再検証が積み重ねられることになり、この過程で元論文の価値が固まっていきます。このため後続する論文により引用された回数が引用元の論文の価値の高さを測る一つの指標と見なされることもしばしばあります。本章で取り上げているような遺伝子型と体質の関係といった統計的手法が用いられるテーマでは、過去の同テーマの論文間の価値を吟味しつつ（特殊な条件設定や偏ったサンプルによる研究が含まれないかなど）統合的な統計処理を行った結果を示す論文（メタアナリシス）も重要な役目を果たしています。弊社でも論文に記述された知見を参照する際には、十分に検証の過程を経た最新の知見であるかに注意しながらサービスに反映するよう心がけています。

4. AIは何をしてくれ得るのか？

　人は人工知能（AI）と聞いたとき、それが何をしてくれることを望むでしょうか。一つの要件として、今置かれている状況や細かな条件に対応して推奨されるものは何かや次に何をすれば良いかを、時に人間より的確に答えてくれるという点は含まれるでしょう（今の状態がある分類の内のどれにあたるか答えてくれるといったものでも構いません）。ここでは分かりやすいように、状態を示す変数のセット、$x_1, x_2, x_3, \cdots, x_n \equiv \{x_i\}$ を入力すると y を返答する機能

$$y = F(\{x_i\})$$

を持つ F を AI として話を進めたいと思います。出力は1変数 y の代わりに多変数であったり、離散量のうちから一つを出力する場合もあり得ます。さらにそれを"知能"と呼ぶためには F が静的な関数ではなく、何らかの経験則を学習して同じ値の入力のセット $\{x_i\}$ に対しても時とともにより的確な出力をするように進化することも要件に含まれるかもしれません。

　この答えがより的確になるよう AI に学習させていく過程は機械学習と呼ばれ、特に教師付き学習と呼ばれる手法で既存の「こういう状況の時は、こうなっていた（こうなる）」といういわば経験則を教師として、それをよりよく再現するよう学習させます。つまり教師データとして既知の入出力のセット $[\{x_i^*\}, y^*]$ についての多数のサンプルを用意した上で、AI の出力 $y' = F(\{x_i^*\})$ と実際の値 y^* との誤差が全サンプルについて最小になるように F を最適化する過程が学習にあたります。

　この最適化を通して人間の論理的思考の限界を超えて、一見非自明な入出力間の関係性まで抽出できるほどにまで至っている点が、近年の機械学習技術に多大な期待が集まっている一つの理由ですが、これと対比するために古典的な最適化の例をいくつか示してそれとの差異を明らかにしてみたいと思います。例えば図1-4の中段のような1対1の (x, y) の関係を示すデータサンプルが与えられたとします。この場合の背後に存在する本質は線形（直線的）関係だと推論して $F(x) = ax + b$ により線形回帰を行い a, b の最適値を決定すれば F は

新しい入力値 x' に対して正解の値 y' に比較的近い値を出力する機械と見なせるかもしれません。また、(x, y) のデータサンプルを増やすごとにパラメータ a, b の精度を上げられることをもって学習をさせていると主張することも可能かもしれませんが、このデータは基本的には線形相関しているだろうという人間による推論に依っているだけで機械側に何らかの"知性"は見いだしにくいです。また暗黙裡にこの関係性を再現するためのパラメータの自由度は a, b の2つで十分であるという制約も与えています。

別の例として図1-4下段のような、今度は明らかに非線形な関係を示すデータが与えられたとします。仮にこの現象ではある入力の閾値を境に出力値がスイッチするという知見があるとして、例えば誤差関数 $F(x)=a+b''\,erf''(x-x_0)$ を仮定してみる場合、明らかにより高次の非線形性を一部見落としていると考えられます。逆にサンプル数 N と同数の自由度のべき級数

$$F(x)=a_0+a_1 x+a_2 x^2+\cdots+a_{N-1} x^{N-1}$$

によりパラメータフィッティングを行えば現在与えられているデータサンプルについては完全に再現されるものの、これはサンプルに対する過剰な適合で新たな入力値に対して精度の高い出力値を推定できるとは考えにくく、また本質的な関係性を抽出しているとは言い難いです。

前述のように、グローバルなモデル(関数形)を外的に与えることは入出力を関係付けている未知の原理を見落とすことになりかねず、逆に過大な自由度を与えた場合それは単に現在の学習データセットのフィッティングに陥り、予測モデルとはなり難いです。つまり、十分に大きな次元のパラメータ自由度の中から現在学習している現象の本質に有意に効く有限個のパラメータを自発抽出しつつ、高次の非線形構造を人間が与えた関数形の制約を受けずに自己形成していくような機械学習過程を形成できれば、それは人間の論理的思考によるモデル構築に対して優位性を持ち得て"知能"と呼ぶにふさわしいものになる可能性を秘めています。

以下ではこれを実現している例として、画像処理などで成功を収めているディープラーニングと呼ばれるアルゴリズムを引き合いに何が行われているのかを概観します[21]。仮にここでは与えられた写真に人の顔が映っているかど

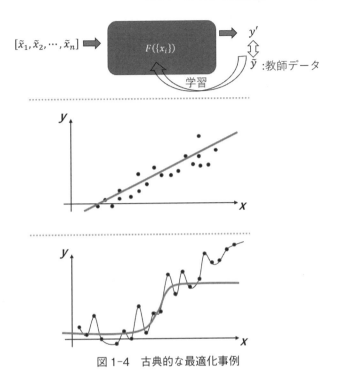

図1-4 古典的な最適化事例

うかを学ばせたいとすれば、教師サンプルとして入力変数は様々な写真のピクセルごとの明度、出力は顔が映っていれば1、そうでなければ0を取るなどとすればよいでしょう。

ディープラーニングではニューラルネットワークと呼ばれる構造が用いられていて、これは入力変数と同等程度の個数の変数を持つ多数の層の間を順に入力層の値を変数変換しながら伝搬させることで最終的に出力値を得る構造になっています。

あるi番目層のj番目の変数$u_{i,j}$への前の層からの変換は線形結合と簡単なハイパス型の非線形関数$h(x)$を介して

$$u_{i,j} = h\left(\sum_{k \in C_{i,k}} a_{i,j,k} u_{k-1}\right)$$

のように記述されます。線形結合に関しては層によって全結合にするのか局

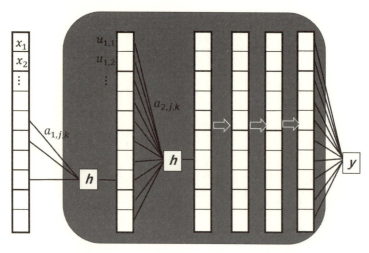

図1-5　ニューラルネットワークのモデル

所的な特徴を抽出するように限定的な結合にするかあらかじめ実装されています。線形結合の重み $a_{i,j,k}$ のセットが全パラメータ空間であり、顔が映っている入力に対しては1にそうでなければ0に近づくようこれらのパラメータの最適化が行われています。このプロセスのみではディープラーニングにおいても学習に用いた教師サンプルに過剰に適合したパラメータ最適化（過学習）が起こり得るので、それを抑止する措置も組み込まれています。この学習を通して各層は一般的な顔の画像というものの特徴を抽出するための異なるタイプのフィルターへ自発進化することが期待されます。また、非線形性のタネとして $h(x)$ の関数系はモデルとして与えているものの、それらの線形和と再帰的代入により全体としてはより複雑な非線形構造が実現されていることも想像に難くありません。

このようなアルゴリズムを用いることで画像処理、音声認識、ゲームの戦術等様々な分野において人間の認知や推論能力を超えた性能が実現されつつあります。

5. 健康 AI の構築へ向けて

　健康に特化した AI を構築するとしたらその目的は無論のこと「何をしたら健康になるか？ 健康を維持できるのか？」になるので、学習データとしてある人が現在どれくらい健康なのかを表す定量的な指標を与える必要が出てきます。以前の節で紹介した運用中の健康アプリではこれに該当するデータ項目が不足がちですが、現実的な候補としてはユーザーに任意で健康診断項目の数値を入力してもらえるよう拡張することを検討しています。

　そこで教師付き機械学習の設計の一つの形としては以下のような形が想定されるとした場合、ある一人のユーザーに関する変数のセットとして

　　生活習慣変数：$\{x_1(t)\}$, $\{x_2(t)\}$, $\{x_3(t)\}$, …

　　　　日時 t に摂取した各食材の量の時系列、歩数計の時系列、etc.

　　健康状態変数：$y_1(t_0)$, $y_2(t_0)$, $y_3(t_0)$, …

　　　　日時 t_0 に受診した健康診断項目の数値

　　体質および静的パラメータ：z_1, z_2, z_3, …

　　　　性別、年齢、身長、遺伝子型、etc.

といった形に大別されるでしょう。機械学習フェーズでは、あるユーザーの体質パラメータ z_1, z_2, z_3, … と健康診断日時までの生活習慣時系列

$$\{x_1(t)\}, \{x_2(t)\}, \{x_3(t)\}, \cdots (t<t_0)$$

の入力により健康状態変数 y_1', y_2', y_3', … を出力をするものとして、各ユーザーの実測値 $y_1(t_0)$, $y_2(t_0)$, $y_3(t_0)$, …セットと出力との差が学習に用いた全ユーザーについて最小化されるよう、学習機の内部パラメータセット $\{\alpha_i\}$ の最適化（学習）が行われます。生活習慣変数の時系列全体をそのまま入力値とする場合、初期段階においてサンプル数に比してパラメータスペースが大きすぎて効率的な学習を阻害するかもしれません。また仮に昨日食べた物と一昨日食べたものを入れ替えたとして、現在の状態が決定的に異なるかと考えると順序は重要度の低い要素とも考えられることを考慮して、代わりに現在の生活状態を例えば記憶関数型で

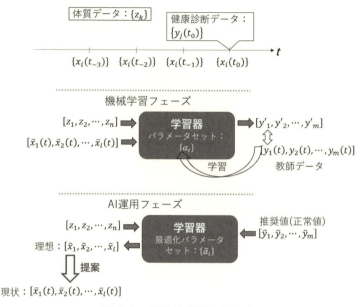

図 1-6　健康 AI 構築の概念図

$$\bar{x}_i(t) \equiv \int_{-\infty}^{t} x_i(t') e^{(t'-t)/\tau} dt'$$

といった変数を入力値とする方が現実的かもしれません。

　健康 AI としての運用に際しては、この学習機に逆問題を解かせることが一つの方法として考えられます。つまり体質パラメータセット $z_1, z_2, z_3, \cdots$ を持つ健康診断結果を入力されていないユーザーについて、各健康状態変数の推奨値（あるいは正常値）$\tilde{y}_1, \tilde{y}_2, \tilde{y}_3, \cdots$ を実現するための生活習慣変数の値 $\tilde{x}_1, \tilde{x}_2, \tilde{x}_3, \cdots$ を導出します。これと比較して実際のユーザーの状態 $\bar{x}_1(t), \bar{x}_2(t), \bar{x}_3(t), \cdots$ との差異が大きい項目にフォーカスすれば、より効果的な生活習慣改善の提案が可能になるでしょう。

参考文献

1) 「国民の健康寿命が延伸する社会」に向けた予防・健康管理に関する取組の推進
http://www.mhlw.go.jp/file/04-Houdouhappyou-12401250-Hokenkyoku- Iryouhitekis eikataisakusuishinshitsu/0000019923.pdf
2) Matsuzawa Y, et al. "Simple estimation of ideal body weight from body mass index with the lowest morbidity": Diabetes Res Clin Pract. 10, S159-64 (1990)
3) Ganpule AA, et al. "Interindividual variability in sleeping metabolic rate in Japanese subjects": Eur J Clin Nutr. 61, 1256-1261 (2007).
4) 日本人の食事摂取基準（2015年版），厚生労働省
http://www.mhlw.go.jp/file/04-Houdouhappyou-10904750-Kenkoukyoku-Gantaisakukenkouzoushinka/0000041955.pdf
5) Neil Duncan Shephard, et al. "A Breast Cancer Risk Haplotype in the Caspase-8 Gene": Cancer Res. 69, 2724-8 (2009)
6) Miyake K, et al. "Association of TCF7L2 polymorphisms with susceptibility to type 2 diabetes in 4,087 Japanese subjects": J Hum Genet. 53, 174-80 (2008)
7) Claussnitzer M, et al. "FTO Obesity Variant Circuitry and Adipocyte Browning in Humans": New Eng. J. Med. 373, 895 (2015)
8) Frayling TM, et al. "A common variant in the FTO gene is associated with body mass index and predisposes to childhood and adult obesity": Science 316, 889 (2007)
9) Heid IM, et al. "Association of the MC4R V103I polymorphism with the metabolic syndrome: the KORA Study": Obesity 16, 369 (2008)
10) Levy D, et al. "Genome-wide association study of blood pressure and hypertension": Nat. Genet. 41, 677 (2009)
11) Padmanabhan S, et al. "Genome-wide association study of blood pressure extremes identifies variant near UMOD associated with hypertension": PLoS Genetics 6 (10), e1001177 (2010)
12) Sachse C, et al. "Functional significance of a C-->A polymorphism in intron 1 of the cytochrome P450 CYP1A2 gene tested with caffeine": Br J Clin Pharmacol. 47, 445-9 (1999)
13) Fischer A, et al. "Association between genetic variants in the Coenzyme Q10 metabolism and Coenzyme Q10 status in humans": BMC Res Notes. 4, 245 (2011)
14) enn M, et al. "High body mass index and cancer risk-a Mendelian randomisation study": Eur J Epidemiol. 31, 879 (2016)
15) Pereira A, et al. "Hypertension and the risk of breast cancer in Chilean women: a case-control study": Asian Pac J Cancer Prev. 13, 5829 (2012)

16) Andreasen CH, et al. "Low physical activity accentuates the effect of the FTO rs9939609 polymorphism on body fat accumulation": Diabetes. 57, 95-101 (2008)
17) e Luis DA, et al. "Effects of a High-Protein/Low-Carbohydrate Diet versus a Standard Hypocaloric Diet on Weight and Cardiovascular Risk Factors: Role of a Genetic Variation in the rs9939609 FTO Gene Variant": J Nutrigenet Nutrigenomics. 8, 128-36 (2015)
18) Rhee MY, et al. "Novel genetic variations associated with salt sensitivity in the Korean population": Hypertens Res. 34, 606-11 (2011)
19) クラーク分子生物学（田沼靖一監訳）、丸善株式会社、2007年
20) https://www.ncbi.nlm.nih.gov/pubmed/
21) 武井宏将『はじめてのディープラーニング』リックテレコム、2016年

第2章

ヘルスケアビジネスを創る
— 健康の費用対効果とビジネスチャンスを探る —

1. はじめに

　近年「健康」をキーワードとした様々な商品やサービスに触れる機会がありますが、この健康とはどのような「価値」を、どのような「人」を対象とした商品やサービスなのでしょうか？　このようなふとした疑問は誰もが何となく抱いているのかもしれませんが、「健康」を購入することに対してその対象が曖昧であることが一般化しているのかもしれません。つまり、「○○○は健康に良いから毎日利用します」とか「健康のために○○○を食べます・飲みます」と言った会話はよく耳にする表現で、ここで用いられている「健康」に対しては具体的な意識はあまり重要視されていないのかもしれません。風邪を引いたりケガをした場合は風邪やケガを治す薬を購入したり病院で診察や治療してもらう医療サービスがあります。薬や医療サービスには対象とする病気やケガ等があるため、薬や医療サービスにお金を支払う際にその費用対効果がお金を支払う人に分かりやすい特徴があります。

　この一方で、健康にはお金を払う費用対効果が測りにくい特徴があり、お金を支払う人がその健康に関わる商品やサービスから得られる健康効果がいまいち定かではない性質があります。つまり、健康とビジネスをつなぐ場合にはこの定かではない性質をお金につなげる工夫が必要となり、消費者（お金を支払う人）に対してどのような健康を提供できるのかを定かにして、いくらの支払いを求めるのかを考える必要があります。ここで、消費者を分類することを考

え、男性、女性、熟年層、中高年、高齢者、アジア人、アメリカ人、イギリス人、日本人などの分類もあれば、痩せたい、元気になりたい、美しくなりたいといった消費者の意識に応じて分類することもできます。つまり、消費者の需用に応じた健康を提供できるように消費者を層別に捉えて、その各分類した層の消費者へ健康を提供する考え方です。このような分類を考えた場合に各層に対していくらで健康を提供するのが適切であるのかを把握することができれば層別の需要に対して適切な価格帯で健康を提供できることになります。

　ある特定の層にいる消費者へ健康を提供する場合、その消費者の属性や経済的な価値観に加えて、その事業環境を把握する必要もあります。例えば、日本には特定保健用食品（トクホ）と呼ばれる制度が1991年より発足し、日本が食品に対して健康表示（健康への効用を示す表現）を許可する世界で初めての制度が運用されています。つまり、日本の市場においては食品に対して健康への効果を示す付加価値を示すことが可能で、薬や医療サービスとも異なります。この一方で、イギリスを含むEU（欧州連合）市場においては、このような健康の機能を付加価値とした商品の販売は認められていません。正確には、特定の機能がある食品であれば薬と同じ取扱いになるため医療認可をその特定の食品に対して取得する必要があります。また、米国では欧州連合のような明確なすみ分けはありませんが、保険会社が保険の対象とする商品やサービスには医療と同様に保険を利用することができます。以上のように日本、欧州、米国には異なる事業環境が存在しており、健康を消費者へ提供するためにはこの事業環境に応じた対応も必要となります。

　日本におけるヘルスケアビジネスの可能性を探るために、医療、健康、ヘルスケア産業における日英米の事業環境の比較を考え、その後、日本の層別の消費者へ健康をビジネスとして提供するための工夫を考えてみたいと思います。

2. 医療、健康、ヘルスケア産業における日英米の事業環境の比較

　医療、健康およびヘルスケアに関わる産業はその国における規制や政策により優位になることもあれば劣位になることもあります。ここでは言葉の定義として、「医療に関わる産業」はヒトの病気や怪我を医術によって治療することに関連する産業、「健康に関わる産業」は医術を使ったり病気や怪我の治療をするのではなく、ヒトの正常な状態を維持させたり向上させたりする製品やサービスの提供に関わる産業、「ヘルスケアに関わる産業」は医術を用いたり健康器具やサービスを用いてヒトの状態を回復させたり向上させたりする製品やサービスの提供に関わる産業を意味することとします。

　まず、日本の国民皆保険制度、英国の国民保険サービス制度および米国の保険プログラム制度は異なる仕組みで運用されていて、医療に関わる認可制度において米国食品医療品局（FDA: Food and Drug Administration）と英国ロンドンに拠点が設置されている欧州医薬品庁（EMA: European Medicines Agency）（2018年3月現在）は世界の医療認可制度における二大規制当局となっています。このため、日本の厚生労働省や独立行政法人医薬品医療機器総合機構（PMDA: Pharmaceuticals and Medical Devices Agency）から職員が出向することで各制度の研究等が行われています。また、EMAは英国の医薬品・医療製品規制庁（MHRA: Medicines and Healthcare Products Regulatory Agency）によって大部分の運営が代行されています。

　医療において日本は1961年に国民皆保険（健康保険）制度を導入し、すべての国民が公的な医療保険に加入しており、国民は医療費の一部を負担することで医療サービスを受けることができます。また、英国は国民保健サービス（NHS: National Health Service）制度を1948年に導入し、税金を原資とした公費負担医療により国民は医療サービスを原則無償で受けることができます。

　しかし、米国は日本や英国のように国民全体に医療サービスの公費負担を行っていません。このため、米国では各々保険プログラムや医療保険を購入する国民と無保険の国民がいる社会環境があります。このような背景から2010

年3月にPatient Protection and Affordable Care Act（PPACA、オバマケア）法案が成立し、すべての国民がアメリカ合衆国連邦政府の規制プログラムに合致することが要求されようとしていましたが、2017年1月20日にドナルド・トランプが第45代アメリカ合衆国大統領に就任し、オバマケア廃止法案を成立させることをトランプ大統領が提案しています。このように日英米では異なる医療制度が運用されており、自ずと医療に関連する産業はこの制度に応じた取り組みが求められることとなります。

他方で、健康やヘルスケアに関連する産業は医療とは異なる複雑な環境が国に応じて存在しています。米国では製品の科学的根拠を製品の付加価値にすることができ、米国食品医療品局へ通知・登録もしくは許可や認証の手続きを行うことでその付加価値を正式にすることができます。日本でもこの米国の制度と似た制度を健康食品や機能性表示食品に導入し、特定保健用食品として登録できる付加価値制度があります。日本や米国には健康器具、健康食品、機能性表示食品のような商品が存在していますが、このような付加価値をうたえる商品は英国（欧州）には存在していません。正確には、健康効果を商品の付加価値にすることは医療に分類されるため、消費者が得られる健康の効果を正確に立証する必要があります。つまり、英国（欧州）においてはすべての製品やサービスにおいて、医療もしくは非医療の分類しか存在しない市場環境となっています。

以上のように日英米では異なる事業環境が存在しており、企業や研究開発機関は各国における制度や規制等の分析や事業に関わる環境を分析することで輸出事業の優位性や障壁に応じた戦略や対応を図らなければならない課題があります。

3. 日英米の人口等比較

日英米の事業環境を分析する基本データとして人口、人口増加率、平均寿命、平均年齢、平均出産年齢、合計特殊出生率、移民人口、婚外子割合および65歳以上人口比を表2-1にまとめました。

第2章 ヘルスケアビジネスを創る —健康の費用対効果とビジネスチャンスを探る— 25

表2-1　日英米の人口等比較 [1], [2]

項目（単位）	データ年度	世界（比較国数）	日本（順位）	英国（順位）	米国（順位）
人口（千人）	2016	7,442,136（217）	126,995（11）	65,637（22）	323,128（3）
人口増加率（%）	2015	1.18（217）	−0.14（197）	0.81（139）	0.78（140）
平均寿命	2015	71.60（203）	83.56（2）	80.78（30）	79.16（45）
平均年齢	2015	29.64（201）	46.51（1）	40.23（36）	37.62（51）
平均出産年齢	2014	29.95（43）	31.00（9）	30.20（22）	28.80（35）
合計特殊出生率（人）	2015	2.45（204）	1.43（189）	1.92（134）	1.88（137）
移民人口（万人）	2015	24,319（215）	204（28）	854（5）	4,662（1）
婚外子割合（%）	2014	39.29（42）	2.30（41）	47.60（15）	40.20（23）
65歳以上人口比（%）	2016	8.26（196）	26.86（1）	17.97（25）	15.16（38）

　表2-1において、各統計データの出典は世界銀行および国際連合の結果 [1], [2] を利用しており、各項目において利用された統計データの年度と、日本、英国、米国に加え、世界のデータを示しています。この世界（比較国数）の列において、統計データに利用された国数を（　）内に示しています。例えば、人口増加率においては217カ国の平均が1.18%であることを示しています。日本、英国および米国の各列において、（　）内に示している順位は、各統計データに利用された国数における順位を示しています。例えば、人口増加率において、2015年度のデータで日本は−0.14%でその順位は217カ国中197位であることを示します。

　世界の人口は2016年度の統計データにおいて約74億人で、日本は約1.27億人で11位、英国は日本の約半分の約0.66億人で22位、米国は英国の約5倍の約3.23億人で3位です。このことから人口に比例する産業において米国に優位性があり日本が続いていて、一般消費者向けの製品やサービスを販売する産業では人口の優位性が事業環境において重要な指標となります。

　この一方で、人口増加率において、世界の増加率は1.18%で増加傾向にありますが、日本、英国および米国の比較において、唯一日本が−0.14の減少を示し、表2-1では太字で示しています。このことから日本の人口は減少傾向にあり、この傾向が継続すると日本と英国の人口順位が逆転することが予測されます。

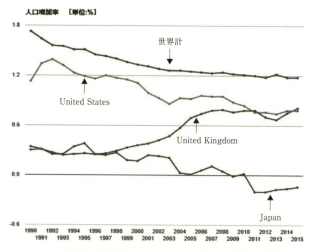

図2-1　世界と日英米における人口増加率推移の比較[1]

　図2-1には世界銀行の統計結果[1]から世界と日英米における人口増加率推移を1990年から2015年までにわたりグラフとして比較をまとめました。図2-1から世界の人口増加率は減少傾向にあり、その傾向は米国も日本も同じですが、英国においては唯一人口増加率が増加していて、2015年には米国を上回っています。日本は2009年に人口増加率がマイナスとなり、2010年にはプラスになるものの2011年から恒常的にマイナス成長となっています。2011年から緩やかに増加傾向にあるものの依然とマイナスの増加率で、世界、英国および米国の増加率と比較すると極めて低いことが分かります。日本と英国の比較において、1998年にこの2カ国間において大きな分岐があり、日本は人口増加率が減少する一方で英国は日本と反比例するかのように人口増加率が増加し始めています。中長期的な一般消費者市場を見据えた場合には日本の事業環境は劣位にあり、英国は優位にあることが分かります。
　また、平均寿命において世界は71.60歳で、日本は83.56歳で2位、英国は80.78歳で30位、米国は79.16歳で45位の環境があります。日英米のすべての国は世界の平均よりも高い平均寿命を有しており国民の高齢化と長寿化が進行していて平均年齢においても世界は29.64歳ですが、日本は46.51歳で1

第2章 ヘルスケアビジネスを創る―健康の費用対効果とビジネスチャンスを探る―　*27*

位、英国は 40.23 歳で 36 位、米国は 37.62 歳で 51 位の環境があります。この中で、日本は人口が減少傾向にあり、高齢者が人口の占める割合を押し上げています。実際に、65 歳以上人口比において、世界は 8.26%で、日本は 26.86%で 1 位（表 2-1 において太字で表記）、英国は 17.97%で 25 位、米国は 15.16%で 38 位の環境があります。このことから日本では約 4 人に 1 人以上が高齢者であり、高齢者向けの製品やサービスを販売する産業には優位性があることが分かります。

さらに、図 2-2 にはアメリカ国立科学財団（NSF: National Science Foundation）の統計結果[3]を基に、縦軸を人口数、横軸を年齢層として、2013 年度における日本の年齢別人口推移と 2012 年における英国の年齢別人口推移の比較をまとめました。この図において 60 ～ 64 歳層と 40 ～ 44 歳層において日本の人口推移のピークはそれぞれ第一次ベビーブーム世代（1947 年～ 1949 年に生まれた人口層で、団塊世代とも呼ばれている）と第二次ベビーブーム世代（1971 年～ 1974 年に生まれた人口層で、団塊ジュニア世代とも呼ばれている）を示しており、点線で示しています。日本のようなベビーブームによる人口層の偏りは英国にはなく、年齢層が高くなると人口が減少しています。この比較において注目するべき層は 20 ～ 24 歳層で日本と英国における人口差が

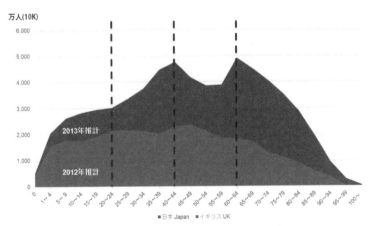

図 2-2　日英の年齢別人口推移の比較[3]

これ以下の年齢層では 1,000 万人程度となりはじめる層で 0 歳から 1 ～ 4 歳層においてはその差はほとんどなくなっています。この結果から 2013 年から約 60 年後の 2073 年頃には日本と英国の人口は逆転し、英国の人口が日本の人口を上回ることが予測されます。

　平均出産年齢および合計特殊出生率（女性 1 人が一生で出産する子供の平均数）の比較で、平均出産年齢において世界は 29.95 歳で、日本は 31 歳で 9 位、英国は 30.20 歳で 22 位、米国は 28.80 歳で 35 位、合計特殊出生率において世界は 2.45 人で、日本は 1.43 人で 189 位（表 2-1 において太字で表記）、英国は 1.92 人で 134 位（表 2-1 において太字で表記）、米国は 1.88 人で 137 位（表 2-1 において太字で表記）の環境があります。この結果から日英米の平均出産年齢はほぼ世界の平均年齢に近いが、米国が世界の平均年齢を下回り、日本および英国は世界の平均年齢を上回っていて、米国では比較的若い世代の育児市場に優位性が見込めます。この一方で、合計特殊出生率において日英米では 2.00 人を下回っています。このため、日英米の人口は減少する傾向にありますが、日本だけが人口増加率がマイナスになっている実態があります。このいくつかの背景から、移民人口や婚外子割合に関係を見いだせます。移民人口および婚外子割合（法的婚姻関係（結婚のほか法的パートナーシップ）の無い親から生まれた子で、シングルマザーや内縁の夫婦からの出生を含む）の比較で、移民人口において世界は 2 億 4,319 万人で、日本は 204 万人で 28 位、英国は 854 万人で 5 位、米国は 4,662 万人で 1 位、婚外子割合において世界は 39.29% で、日本は 2.30% で 41 位、英国は 47.60% で 15 位、米国は 40.20% で 23 位の環境があります。この結果から日本は英国や米国と比較した場合に、移民人口が総人口の占める割合において最も低く、日本の約半分の人口規模である英国よりも移民人口が少ないことが分かります。

　また、直接的な人口増加における因果関係ではありませんが、婚外子の割合において日本は英国や米国と比較した場合に極めて低いことから、婚外子による出産を妨げている障壁の存在がうかがえます。このような背景から日本には英国や米国と比較した場合に人口が増加する環境において劣位にあり、英国や米国では移民や婚外子による二次的な人口増加要因があり、中長期的な一般消

費者市場を見据えた場合には優位性があります。

　以上をまとめると、日英米において国民の長寿化と高齢化は共通していますが、日本の長寿化と高齢化は英国や米国よりも早く進行しており、医療・健康・ヘルスケア産業にはより高い需要があることが分かります。

4. 日英米におけるヘルスケア事業環境の違い

　日本では65歳以上の高齢者の人口がすでに国民の4分の1以上の割合を占めていて、この割合はさらに拡大していることから、高齢者のヘルスケア産業においては日本の事業環境は明るいことが分かります。英国や米国では医療サービスとヘルスケアサービスは一貫しており、医療サービスの補完的サービスとしてリハビリテーションやケアサービス等のヘルスケアサービスが構成されていますが、日本ではヘルスケアサービスが医療サービスにも健康サービスにも解釈される傾向があります。この一方で、欧米では健康サービスはフィットネス（fitness）やウェルネス（wellness）と解釈され個人の生活の質を高める産業に解釈されています。このことから欧米では日本の健康産業は解釈され難い傾向があり、日英米間には異なる事業環境が形成される要因の一つであると分析できます。

　日本では医療サービス、健康サービスおよびヘルスケアサービスのすみ分けが英国や米国と比較すると曖昧で、各関連する事業環境の分析には注意が必要です。言い方を変えると、医療、健康、ヘルスケア産業における日英米の環境比較において、各国における医療産業、健康産業およびヘルスケア産業の定義が必要で、このすみ分け次第では異なる分析結果が導かれることになります。

5. 日本におけるヘルスケアビジネスの環境

　日本の医療制度は米国や英国をはじめとする欧州連合とは異なり、またその事業環境も異なります。また、医療、健康およびヘルスケアに対する解釈も異なり、各事業領域も異なります。この違いを踏まえて、「ヘルスケアに関わる産業」は医術を用いたり健康器具やサービスを用いてヒトの状態を回復させたり向上させたりする製品やサービスの提供に関わる産業と定義した上で日本におけるヘルスケアビジネスの環境を考えたいと思います。先ず、日本の医療制度において混合診療が原則として認められていません。この混合診療とは、健康保険の範囲内に定められている診療サービスに関わる費用分は健康保険で賄い、範囲外の分を消費者自身が費用を支払うことで、医療サービス全体に関わる費用が混合することを言います。ちなみに、日本の健康保険制度において、健康保険を利用することができる診療（薬や医療に関わる材料も含む）の項目は規定されています。つまりこの規定に含まれていない診療を受ける場合、消費者は自費でその費用を支払う必要があり、自由診療と呼ばれています。

　ところが、混乱を招くのはこの健康保険の範囲内の診療と範囲に含まれない自由診療が同時に行われた場合、原則として消費者は医療サービスを利用し始めることに至った疾病に関わる一連の診療の費用を初診に遡って「自由診療」として全額負担しなければならないルールになっています。一連の医療サービスにおいて、例外として消費者から別途費用徴収を行うことが認められているのは、ベッド（入院した時の個室代）の差額や新しい高度な医療技術などのごく一部に限定されています。

　このような背景から、日本の消費者は国が規定した医療サービスとその範囲内では国民健康保険による恩恵を受けることができる一方で、この範囲に含まれていない医療サービスを利用したい場合は米国と同様に消費者がその費用を負担するか民間の保険会社が提供している保険を利用した支払いを行うことになります。ここでの課題は消費者に最適な医療サービスが国の定める国民健康保険適用範囲に入っていない場合、消費者は最適ではない医療サービスを選択

し、健康保険による恩恵を受けることで経済的な負担を低減させる、もしくは最適な医療サービスを選択し、経済的な負担を強いられるかを選択することになります。このような状況下において、消費者は医療サービスを国民健康保険が適用される範囲で利用し、自由診療に相当するサービスをヘルスケアサービスとして利用する需要が出てきます。厳密にはこのような考え方は混合医療が禁止されている制度と抵触することもあるため白黒はっきりとしないことが課題とされます。加えて、米国や英国では承認されているが、日本ではまだ承認されていない未承認薬を利用すると自由診療になるため、入院費や検査費用等の一切の費用を自費で負担することになる課題等もあるため、ヘルスケアサービスとの併用には慎重になる必要があります。

　自由診療行為に相当するヘルスケアサービスの利用には経済的な負担と混合診療が利用できない制度へ抵触するなどの課題があるため、日本におけるヘルスケアビジネスは決して明るいものではありません。この一方で、健康器具やサービスを用いてヒトの状態を回復させたり向上させたりする製品やサービスの提供に関わる産業においては自由診療や混合診療等の課題を考慮する必要はありませんが、提供する健康器具やサービスによる健康への効果を明らかにすることが大切となります。この課題において、定量的もしくは定性的に製品やサービスの効果を消費者へ説明し、その費用対効果を事業にすることができれば日本におけるヘルスケアビジネスの環境は明るいものとなります。

6. 日本における健康ビジネスとヘルスケアビジネス

　「健康に関わる産業」は医術を用いたり病気や怪我の治療をするのではなくヒトの正常な状態を維持させたり向上させたりする製品やサービスの提供に関わる産業、「ヘルスケアに関わる産業」は医術を用いたり健康器具やサービスを用いてヒトの状態を回復させたり向上させたりする製品やサービスの提供に関わる産業を意味することと定義していますが、ここからは、「ヘルスケアに関わる産業」は健康器具やサービスを用いてヒトの状態を回復させたり向上させたりする製品やサービスの提供に関わる産業と定義を更新したいと思いま

す。つまり、ここからは「健康に関わる産業」＝「ヘルスケアに関わる産業」として話を進めていきます。

　日本では経済産業省が中心となってヘルスケア産業の育成が進められています。このヘルスケア産業には医療に関わる製品やサービスも含まれているのですが、医療に関わる製品やサービスは厚生労働省が管轄するため、医療とヘルスケアにおける厳密なすみ分けは行われていないのが実態で、医療行為に抵触するのか抵触しないのか定かでないグレーゾーン事業が生じます。この課題に対して経済産業省はグレーゾーン解消制度を設けることで事業者をサポートしています。この制度は、事業者が現行の規制が適用されている範囲が不明確な場合でも具体的な事業計画に応じて予め規制の適用の有無を確認してもらえるものです。つまり、ある事業が医療行為にあたるのか不明な場合にグレーゾーン解消制度を利用することで予め医療行為にあたるかあたらないかを認定してもらえます。一例として、経済産業省のMETI Journalに紹介されたケース[4]を以下に引用します。

　　「ドラッグストアや薬局で血液検査をいつでも手軽に」
　　　私たちが手がけているのは、身近なドラッグストアや薬局での自己採血によるセルフチェックサービスです。グレーゾーン解消制度を活用してお墨付きをいただいてから導入店舗が順調に拡大。現在は約1,500店舗に広がっています。主な利用者は、自営業者や主婦の方々。子育てや介護などで忙しい人の健康管理に活用いただいています。生活習慣病の早期発見などを目的に始まった特定健康診査ですが、受診率は伸び悩んでいます。その主な理由は「予約が面倒」「時間が取れない」など。そこで、いつでもどこでも気軽に受けられる血液検査サービスを提供できないかと考えました。仕組みはこうです。まず、薬局などの採血コーナーで、利用者自らが採血し検体を作製。それを検査センターで分析し、後日店舗を通じて利用者に結果を報告します。単純に結果をお渡しするだけでなく、医師法に触れない範囲ではありますが、店頭で薬剤師の先生からアドバイスも行い、検査結果が基準値から外れている場合は病院での再検査も勧めます。サービス開始時点では医師法などに抵触する恐れがあり事業を拡大しにくかったのですが、そんな折にグレーゾーン解消制度が成立することを知り、すぐに活用を決定。経済産業省の担当課と連携して適用の有無を照会すると、約1ヵ月後には医師法、臨

床検査技師法ともに規制対象ではないという回答をもらいました。日本の医療費問題を解決するためには、健康寿命を延伸させることが大切です。このサービスによって受診を促すことが、病気の早期発見・早期治療につながり、財政負担の軽減にもつながると確信しています。
　　健康ライフコンパス株式会社　営業部部長　藤田浩二さん

「指紋認証システムで訪日外国人に快適な旅を」
　2020年の東京オリンピック・パラリンピックの開催を控え、日本を訪れる外国人がますます増えていくと予想される中で、受け入れ体制の整備は日本の喫緊の課題です。代表的なものが、ホテルのチェックイン。フロントで行列を作る訪日外国人の姿を見れば、業務効率化が必要なことは誰もが気づくでしょう。私たちはこうした状況を解消して快適な旅を提供するべく、指紋を活用した宿泊者情報の管理システムを開発しました。事前に旅券のICチップ情報と指紋を当社のクラウドシステム上に登録しておけば、チェックイン時には指紋だけで旅券情報の呼び出し、保存が可能。チェックイン時間の大幅な短縮につながります。ただしシステムの設計段階では、ここで呼び出された旅券情報が、厚生労働省が訪日外国人の宿泊の際に必要と定めている「旅券の写しの保存」および「旅券の呈示」に該当するかが判断できませんでした。規定にはこうした電磁的記録の扱いに関する記載がないのです。そこで、グレーゾーン解消制度を活用しました。照会の結果、チェックイン時に指紋で呼び出した情報でも問題ないことがはっきりしました。回答を得るまでも経済産業省の担当者のサポートのおかげでスムーズに進みました。今年6月にこのシステムを導入した都内のホテルでは、すでに数百人に及ぶ訪日外国人が指紋と旅券情報を登録し、チェックイン時にかかる時間は7割程度短縮したそうです。宿泊者情報の管理効率化に貢献するのはもちろん、トレーサビリティ向上にも役立つため、今後はテロ対策等にも有効なシステムになると考えています。
　　株式会社　Liquid Japan 代表取締役　保科秀之さん

　以上のようにグレーゾーン解消制度を利用することで医療にあたるのかヘルスケアにあたるのか曖昧な産業を解消することができます。このような制度は日本独特のもので、欧米にはない事業環境です。つまり、日本の市場においては新規のヘルスケアビジネスを始めるために優位な環境が整備されています。米国では薬剤師がインフルエンザの予防接種を消費者へ注射することがで

きますが、日本では医師の指示が必要となり薬剤師が独断で予防接種のような医療サービスを提供することはできません。各国において医療サービスを提供できる条件や環境は異なりますが、日本ではヘルスケアに関わる産業が拡大しているため、将来的にはスマートフォンやタブレットを利用することで遠隔で医師の指示を医療従事者が受けることにより米国のように医師以外の医療従事者や薬剤師がインフルエンザの予防接種を消費者へサービスすることができるようになるかもしれません。

7. 日本におけるヘルスケアビジネスの課題

　日本は諸外国と比較した場合、ヘルスケアビジネスを始めるには恵まれた環境が備わっています。この一方で、日本のヘルスケアビジネスでは医療サービスとのグレーゾーンが発生しやすい課題もあります。このグレーゾーンに対しては経済産業省のグレーゾーン解消制度により事業者は予め提供するヘルスケア製品やサービスが医療サービスに抵触しないことのお墨付きを経済産業省から得ることができます。ヘルスケアビジネスにおけるビジネスモデルはこれらの制度を活用することで解決することができますが、ヘルスケアビジネスには2つの大きな課題が残ります。1つは健康に対する消費意欲の課題で、もう一つはヘルスケア製品やサービスの健康効果の明確化です。この2つの課題はある種表裏一体の関係で、健康効果を明確化することで消費者へその製品やサービスに対する消費意欲を喚起することができます。健康（ヘルスケア）ビジネスの課題は「誰が健康にお金を払うか（Who pays?）」を明らかにし、その費用対効果を消費者へ上手く伝えることが大切で、製品やサービスが良いだけでは消費には至り難い性質があります。このような背景から日本政府は健康増進法[5]を制定することで健康効果を明確化させる様々な政策を打ち出しています。

8. 健康増進法について

　わが国における高齢化の進展や疾病構造の変化に伴い、国民の健康の増進の重要性が増大しており、健康づくりや疾病予防を積極的に推進するための環境整備が要請されています。このような中、2000年3月31日に厚生省事務次官通知等により、国民健康づくり運動として「健康日本21」が開始されました。また、2001年11月29日に政府・与党社会保障改革協議会において、「医療制度改革大綱」が策定され、その中で「健康寿命の延伸・生活の質の向上を実現するため、健康づくりや疾病予防を積極的に推進する。そのため、早急に法的基盤を含め環境整備を進める」との指摘がなされました。

　これを受けて政府としては、「健康日本21」を中核とする国民の健康づくり・疾病予防をさらに積極的に推進するため、医療制度改革の一環として2002年3月1日に第154回通常国会に健康増進法案を提出し、6月21日に衆議院、7月26日に参議院で可決され、成立に至り、8月2日公布されました。

　健康増進法（第31条第1項）では製品やサービスにおける健康効果の誇大表示を禁止している一方で、消費者庁は健康増進法に基づいた健康や栄養に関する表示の制度を定めています。一例として消費者庁は食品における健康や栄養に関する表示を行える制度として、①栄養成分表示（栄養成分の量や熱量等の表示）、②栄養機能食品（規格基準に適合すれば許可申請や届出等は不要）、③特定保健用食品（トクホ）（許可制）、④特別用途食品（許可制）、⑤機能性表示食品と言った表示制度が設けられています[6]。

　①の栄養成分表示（栄養成分の量や熱量等の表示）では、消費者に販売される容器包装に入れられた加工食品および添加物において、食品表示基準に基づく栄養成分表示が義務付けられています[6]。

　②の栄養機能食品（規格基準に適合すれば許可申請や届出等は不要）は、特定の栄養成分の補給のために利用される食品で、栄養成分の機能を表示するものをいいます[7]。対象食品は消費者に販売される容器包装に入れられた一般用

加工食品および一般用生鮮食品で、食品表示基準に基づき表示されます[7]。また、栄養機能食品制度では、栄養機能食品として販売するためには、一日当たりの摂取目安量に含まれる当該栄養成分量が定められた上・下限値の範囲内にある必要があるほか、栄養成分の機能だけでなく注意喚起表示等も表示する必要があります[7]。

③の特定保健用食品（トクホ）（許可制）とは、からだの生理学的機能などに影響を与える保健機能成分を含む食品で、血圧、血中のコレステロールなどを正常に保つことを助けたり、おなかの調子を整えたりするのに役立つなどの特定の保健の用途に資する旨を表示するものをいいます[8]。また、特定保健用食品制度では、特定保健用食品（条件付き特定保健用食品を含む）は、食品の持つ特定の保健の用途を表示して販売される食品として定義しています。また、特定保健用食品として販売するためには、製品ごとに食品の有効性や安全性について審査を受け、表示について国の許可を受ける必要があります。特定保健用食品および条件付き特定保健用食品には、図2-3に示す許可マークが付されることを定めています[8]。

④の特別用途食品（許可制）とは、病者用、妊産婦用、授乳婦用、乳児用、えん下困難者用などの特別の用途に適する旨の表示をする食品をいいます[9]。

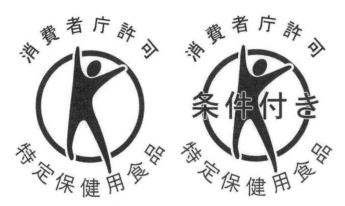

図2-3　特定保健用食品許可マーク（左）と条件付き特定保健用食品許可マーク（右）[8]

また特別用途食品制度では、特別用途食品を、乳児、幼児、妊産婦、病者などの発育、健康の保持・回復などに適するという特別の用途について表示するものと定めています[9]。また、特別用途食品として食品を販売するには、その表示について国の許可を受ける必要があります[9]。特別用途食品には、病者用食品、妊産婦・授乳婦用粉乳、乳児用調製粉乳およびえん下困難者用食品があり、表示の許可に当たっては、許可基準があるものについてはその適合性を審査し、許可基準のないものについては個別に評価が行われます。健康増進法に基づく「特別の用途に適する旨の表示」の許可には特定保健用食品も含まれるとされています[9]。

⑤の機能性表示食品とは、特定保健用食品（トクホ）、栄養機能食品とは異なる新しい食品の機能性表示制度で、2015年4月から、事業者の責任で、科学的根拠を基に商品パッケージに機能性を表示するものとして、消費者庁に届け出られる食品です[10]。最大の特徴は、事業者の責任において、科学的根拠に基づいた機能性を表示することが義務付けられており、販売前に安全性および機能性の根拠に関する情報などを消費者庁長官へ届け出る点が特定保健用食品とは異なり、消費者庁長官の個別の許可を受けるものではない点です[6]。特定保健用食品、栄養機能食品および機能性表示食品以外の食品に、食品の持つ効果や機能を表示することはできません[6]。また、医薬品の承認を受けていないものについて、その効能効果等に係る表示をすることは「薬事法」により、公正な競争をまたは一般消費者の利益を害するおそれがあると認められる表示をすることは「不当景品類および不当表示防止法」により禁止されています[6]。

以上のように日本では食品における健康効果を明確化する取り組みが運用されており、消費者の健康へ対する消費意欲を喚起できる仕組みがあります。健康（ヘルスケア）ビジネスの課題である「誰が健康にお金を払うか（Who pays?)」を明らかにする点において、特定の健康に意識のある消費者へ特定の食品の費用対効果を上手く伝えることができれば健康に対する消費意欲を効果的に喚起できるようになるかもしれません。最後の課題は各消費者が特定の健康に対する意識をもつこととは別に、各消費者が各消費者の健康に適切な消

費ができるかです。つまり、漠然と健康に良いとされる製品やサービスを消費するのではなく、自分の体質や健康状態に応じた製品やサービスを消費する仕組みです。

9. 個別化されたヘルスケアビジネス

ある製品やサービスが健康に良いとされている場合、この健康はすべての人に共通しているのでしょうか？ 例えば、肥満体質の消費者に対して、低カロリーや低糖質の食事は健康効果を見込めるかもしれませんが、高齢者やアスリートには不適切な健康効果をもたらすかもしれません。また、体質的にアルコールを飲むことができない消費者へアルコールの含まれている製品やサービスを提供するのは危険なことです。アルコール以外にも消費者によってアレルギー体質が異なるため、特定の食品成分がアナフィラキシーショック等の事故をもたらすことがあります。本来、体質や健康状態は各消費者によって異なるため、各消費者へ個別化された製品やサービスを提供できる仕組みが必要なのかもしれません。ところが、理論上まったく同じ体質や健康状態を持っている消費者は存在しません。一卵性双生児は同じDNA配列を有していますが、育った環境や生活習慣によって遺伝子配列に異なる化学反応が起こりDNAメチル化現象等に差が現れ、このような差が体質や健康状態に個別差を生じさせます。一卵性双生児が異なる指紋を有するのも子宮内の位置や栄養を母体から受けとる差等の環境が異なるためで、同じDNA配列を有していても異なる環境が異なる指紋を形成します。生物は遺伝的な要因と環境的な要因によって異なる形質が形成され、生物が実際に獲得した固有の形質を表現型と呼びます。この一方で、先天的に受け継がれる形質を遺伝子型と呼びます。消費者の形質（体質や健康状態）は先天的に獲得する形質と後天的に獲得する環境という2つの要素によって表現されます。つまり、消費者がそれぞれ微妙に異なる体質や健康状態を持つのは、消費者の環境や生活習慣が異なるからで、まったく同じ遺伝情報を持っていても、まったく同じ体質や健康状態にはなりません。このことから、消費者の遺伝子型と環境や生活習慣を知ることができれば、各消

費者の体質や健康状態に応じた製品やサービスを提供できる個別化ヘルスケアが可能となります。

　個別化ヘルスケアにおいて、各消費者の環境や生活習慣をすべて把握するためには技術的な課題がありますが、各消費者の遺伝子型を調べることは簡単に行うことができます。消費者のすべてのDNA配列を調べることも簡単に行えますが、すべてのDNA情報を解析するには技術的な課題と莫大なコストが必要で、消費者が気軽に調べるには適していません。この一方で、図2-4に示すように、特定の体質や健康状態と関係がある遺伝子型だけを検査し、その遺伝子型に応じた健康商品や健康サービスを提供することができれば、各消費者の先天的な体質や健康状態に適した商品やサービスが提供できることになります。ここでの課題は、消費者の実際の体質や健康状態はその消費者の環境や生活習慣により変化するため、消費者の体質や健康状態を正確に分析するために必要な一翼的な情報が不足している点です。この課題は同じ遺伝子型や似た遺伝子型を有している消費者の環境や生活習慣を比較・分析することで特定の遺伝子型を有している消費者にお勧めの商品やサービスを近似的に分析し、その近似された商品やサービスを提供することで解決できるかもしれません。

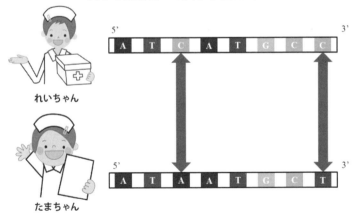

図2-4　遺伝子型の個別差

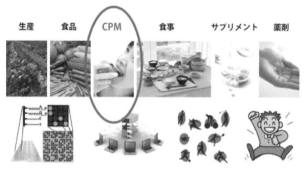

図2-5　層別化された食事情報の提供

　特定の遺伝子型を有している消費者にお勧めの商品やサービスを近似的に分析し、その近似された商品やサービスを提供する場合、消費者の食事に関わる先天的な体質を分析し、その消費者に適した食習慣情報を提案することができれば消費者の食事に関わる生活習慣情報を把握することにも役立てることができます。つまり、消費者の環境や生活習慣情報を食事に特化して収集・分析することで他の消費者の食事体質に関わる遺伝子型、食事環境および食習慣と比較することで統計的に類似する遺伝子型を有している消費者へお勧めできる層別化された情報を提供することが可能となります。(図2-5)。このような統計的に分析された情報を補完的予防医療（Complimentary Preventive Medicine: CPM）と定義し、消費者が消費者の健康維持や向上に利用できる情報コンテンツを提供できると考えています。

10. おわりに

　日本では少子高齢化による社会的な課題が鮮明になり、既存の国民皆保険制度では増加する医療費を賄うことは難しくなっています。国民が負担する医療費負担を拡大し、国民が医療費を使わない両輪の仕組みが必須です。この後

者においては、国民の健康年齢を拡大させる取り組みが必要で、国民が効果的にまた効率的に自身の健康管理（セルフケア）を実施できる仕組みが不可欠です。この仕組みの実現には、消費者が自身の体質や健康状態を簡単に確認・把握でき、その把握された情報を効果的にまた効率的に健康管理に役立てる社会システムが必要です。近年目覚ましい検査技術、医療およびICTの進化と発展により消費者は自分の体質や健康状態を高精度にまた安価に確認できるようになり、得られた自分のデータをビッグデータとして蓄積したり、分析したりすることが可能となりました。これらのビッグデータが人工知能技術（AI）により分析されることで人が見つけることのできなかったビッグデータの活用方法や相関性等を導くことが可能で、このような成果を各消費者が補完的に自身の健康管理に役立てることができる高精度な個別化ヘルスケアを可能とする社会インフラシステムへ成長すると予測しています（図2-6）。

山口大学医学部発ベンチャー企業の（株）ブラケアジェネティクスでは消費者の食事の体質を検査できる健康遺伝子検査サービス（EATDIET®）、消費者の医療・体質・生活習慣を安全に収集・蓄積できるメディカルパスポート®、消費者の健康に関わる情報を分析する人工知能（WELLNESS AI®）および消費者の健康管理（スマートセルフケア）を支援する人工知能（WELL®）を

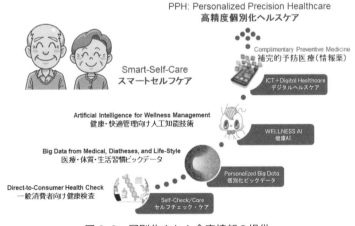

図2-6　層別化された食事情報の提供

研究開発しています。近い将来、高精度な個別化ヘルスケアを実現させる一翼を担える企業として地方（山口県）から新産業を創出し、健康な雇用を担いたいと願っています。

参考文献

1) 「世界の人口　国別ランキング・推移調査結果」(The Workd Bankd)〈http://www.worldbank.org/〉を基にグローバルノート株式会社作成
2) 「World Population Prospects, 2017 Revision」(The United Nations)〈http://www.un.org/en/development/desa/population/〉を基にグローバルノート株式会社作成
3) 「年齢別人口推移の比較結果」(National Science Foundation)〈https://www.nsf.gov〉を基にグローバルノート株式会社作成
4) 経済産業省（発行年不明）：「METI Journal カタログページ」〈http://www.meti.go.jp/publication/data/newmeti_j/meti_16_12_01/textpages/p17.html〉2018年4月28日アクセス
5) 健康日本21（発行年不明）：「健康増進法について」〈http://www.kenkounippon21.gr.jp/kenkounippon21/law/index_1.html〉2018年4月28日アクセス
6) 消費者庁（発行年不明）：「健康や栄養に関する表示の制度について」〈http://www.caa.go.jp/policies/policy/food_labeling/health_promotion/#functional〉2018年4月28日アクセス
7) 消費者庁（発行年不明）：「栄養機能食品とは」〈http://www.caa.go.jp/policies/policy/food_labeling/health_promotion/pdf/health_promotion_170606_0001.pdf〉2018年4月28日アクセス
8) 内閣府（発行年不明）：「特定保健用食品」〈http://www.caa.go.jp/policies/policy/food_labeling/health_promotion/pdf/syokuhin86.pdf〉2018年4月28日アクセス
9) 内閣府（発行年不明）：「特別用途食品」〈http://www.caa.go.jp/policies/policy/food_labeling/health_promotion/pdf/syokuhin88.pdf〉2018年4月28日アクセス
10) 消費者庁（発行年不明）：「「機能性表示食品」って何？」〈http://www.caa.go.jp/policies/policy/food_labeling/about_foods_with_function_claims/pdf/150810_1.pdf〉2018年4月28日アクセス

第3章

女性の食と健康

1. はじめに

「食べること」は「健康に生きること」に直結します。私たち人間は、食べることで脳を働かせ、身体を健やかに保ち、あらゆる生命活動を行っています。このことはすべての人間において共通の仕組みですが、一方で私たちには、固有の体質があります。同じ人間同士であっても、この体質の違いによって食べて良いもの、食べないほうが良いものが違ってきます。また、この体質には、遺伝子レベルで決定された体質や、生活環境や成長によって新たに備わった体質、性別や体型によって異なってくる体質などがあります。この固有の体質を把握し日常生活に反映させることは、病気予防にもつながり、生活の質（Quality Of Life）を向上させることにもつながる重要なことです。

例えば、固有の体質差としてコーヒーの代謝反応を挙げてみます。コーヒーには「カフェイン」という成分が含まれており、人によっては摂取後、動悸や不安感が出現したり摂取後何時間も経過しているのに眠れなくなったり、ということが起こります。一方、まったくそうなったことがないという人もいます。これは人（体質差）によってカフェインの代謝速度や代謝能力が異なるためだと考えられます。さらに、カフェイン以外にもアルコール、塩分、糖、脂質など様々な成分においてこの代謝速度や代謝能力には個人差があると言われています。この個人差は、先に述べた「遺伝子レベルで決定された体質」であり、一生涯変わることはない体質だとされています。また、遺伝子レベルで決

定されていることは、人間が長年かけ、種の保存のためにプログラムされていると考えられますが、その人が置かれた環境によってはその仕組みがマイナスに働く場合もあります。例えば、飢餓期が訪れても飢え死にしないように糖質や脂質の代謝能力を下げるようにプログラムされた遺伝子は、現代社会においては肥満遺伝子としてマイナスに働くといったように、人間にとって有益な仕組みだったはずの遺伝子も社会や環境が変われば厄介者としてみられてしまうのです。また、食物アレルギーのように特定の食品に対して症状を起こす人などもいます。このことからも自分に合った食べ物、合わない食べ物は人それぞれ違うということがわかります。

ところで、人間の行動の発現について、『人類生態学』（大塚柳太郎氏他、2002）という著書では以下のように述べられています。

「行動の発現には遺伝子に支配される先天的な側面があると同時に、出生後に模倣や学習によって獲得された高次な判断に基づく側面がある」[1]。

つまり、人間が起こす「食行動」も、単純な生物的欲求（食欲）によって行われる側面、社会的に行われる側面、健康面を考えて行われる側面など、様々な側面を持っていると考えられます（図3-1）。

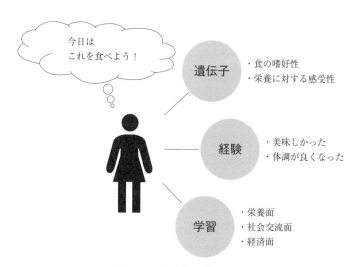

図3-1　食行動の発現因子

先天的な体質などを後天的判断能力によって「行動変容」に結びつけることは、生活の質（Quality Of Life）の向上にもつながるものとして、近年国内でも非常に重要視されていることでもあり、今後、より一層注目されていくことでしょう。

以上のような個々の体質についてはこのほかにも言えることはたくさんありますが、ここでは、女性に共通して考えられる体質について取り上げて論じていきたいと思います。

2. 女性の体調の周期的変化

女性に共通する体質を考える上では、先に述べた「体質」に加え、女性特有の周期現象「月経」が食行動と健康に関係してくることはよく知られています。

女性は周期的な性ステロイドホルモンの分泌量の違いにより、身体的変化と精神的変化を経験します。例えば、性ステロイドホルモンの一つ、「エストラジオール」の血中濃度は約 50 ～ 250pg/ml（pg＝10^{-12}g）と、わずかな量しか血液中に存在していませんが、このホルモンには様々な生理作用があることがわかっています。そして、この生理作用は「タイミングダイエット」としても利用されるようになりました。

このダイエット法では、排卵日付近に分泌量が増すホルモンの作用によって「食欲をコントロールしやすく体脂肪も減らしやすい、カロリーも消費しやすい。糖質の代謝もスムーズで、筋肉もつきやすい時期」としてダイエット最適時期（痩せ期）と位置づけ、積極的にトレーニングや食事制限などに取り組むようにすすめています。反対に月経前は、「食欲が増進しやすく、体重が増加しやすい時期。糖質代謝も悪いため、ダイエットには不向き」なダイエット休息期とされています。

また、月経前にはPMS（Premenstrual Syndrome；月経前症候群）という不快症状がストレスになり、月経前の食事制限や辛いトレーニングはそのストレスを増幅させる可能性があるので、ダイエットを無理に頑張りすぎること

なく少しゆったりと過ごすほうが良いという見解もあります。

一方で、この月経前期間をダイエット休息期にすると、かえって運動不足によるPMSの悪化や、カロリー過多によるダイエット失敗につながる可能性も考えられます。月経前は食欲が増したり糖質欲求が強くなることが今までの研究でも明らかになっていますが、運動にはこの食欲や糖質欲求を抑えてくれる効果があるので、むしろ月経前にこそ積極的に身体を動かしたほうが良いとも考えられます。さらに、月経前は基礎体温が上昇することなどから安静時基礎代謝が高まり、運動による脂質代謝がほかの時期より亢進しやすいことも考えられています。つまり、月経前の運動は体脂肪燃焼に有効的だということです。

また、補足になりますが、PMSの発現には、不規則な生活スタイル、カフェイン摂取などが関与しているともいわれています。したがって、月経前は特にカフェインを控え、適正な食事療法と運動療法をしっかりと続けて、規則正しい生活を送る必要がある時期とも言えます。

体調が悪い時は食事にまで気を遣う余裕がなく粗末なもので済ましてしまいがちですが、体調が悪い時こそ栄養バランスを整えて、場合によっては、少し身体を動かしたほうが良いのと同じ原理です。

女性の多くは、理想とするボディーイメージ（理想体型）をもっています。

図3-2　月経周期を利用したタイミングダイエットの考え方

図3-3　月経前はダイエット休息期ではなく、規則正しい食事・運動を続ける調整期

その中でも特に、早く痩せたいと考えている女性は、「太ることが気になって、食事量を急激に減らしたり、主食となるご飯を食べずに（食べても2〜3口（くち）で20〜50 g程度）おかずを中心に食べる」ということがよくあります。これは昨今の低炭水化物ダイエットのブームから起こった偏食現象であると推測されますが、こうしたダイエットを実践した女性と、しっかりご飯を食べた女性とを比較してみると、急激に食事量を減らした女性の体重は、図3-4のように、急激な増減を繰り返し、その後は増加傾向を辿るという結果になったのです。そして、しっかりご飯を食べていた女性のほうが順調に体重を減らすことができたという図3-5のような結果が得られたのです。なぜこういう結果になったかを推察してみようと思います。

図3-4と図3-5に挙げた女性の平常時（ダイエットをしていない時）の1日平均摂取カロリーは双方とも1,600 kcal程度でした。これは日本人女性の平均的な摂取カロリーとほぼ同等で、特に食べ過ぎでも食べなさ過ぎでもなく一般的な量でした[2]。

一方、活動量は、双方とも日本人女性の平均よりもやや少ない状態で（※現在の日本人女性の1日平均歩行数は6,770歩[2]）、この2名の活動量を計算し

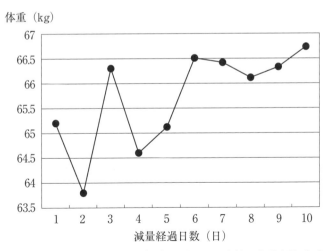

図3-4　急激に食事量（特にご飯）を減らした女性の体重変動（kg）

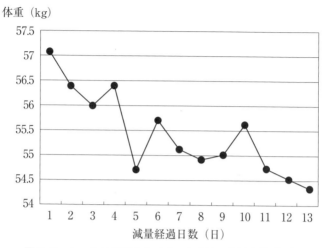

図3-5　しっかりご飯を食べていた女性の体重変動（kg）

てみると、双方とも推定1日総消費カロリーは1,400kcal 程度でした。つまり、この2名は摂取 1,600 kcal に対し消費 1,400 kcal 程度と活動量が不足傾向にあることがわかったのです。そこでまず、1日の歩行数を増やし、カロリー収支のバランスがとれるようにしました。この時、あくまで食事量は現状維持してもらい、運動量の増加のみでカロリー収支のバランスをとるように指示しました。

ところが、図3-4の女性は食事量を自ら急激に制限したため、低エネルギー状態、栄養不足状態でありながらの活動量増加（運動量は両者とも1万歩／日目安）となりました。そうなると、はじめのうちは体重が急速に減少するのですが、食事を急激に減らしたことによる強い空腹感と食欲の暴走（過食：図3-4で言うと、おそらく3日目の体重の跳ね上がりは過食が原因）、そしてその反省（減食）を繰り返すようなことが起きやすくなります。すなわち、図3-4の女性は食事量の急激な制限によって食欲コントロールが上手くできなくなり、過食と減食の繰り返しが起きたという可能性が考えられます。

ところで、人間は脳でもエネルギーを消費しています。脳のエネルギー源になることができるのはグルコース（糖）のみです。すなわち、脳を働かせるに

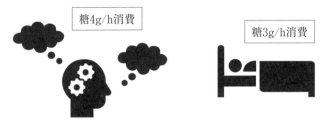

図3-6　休むことなく働き続ける人間の脳と糖質消費量

は糖が必要不可欠な栄養素なのです。通常、脳の糖消費量は約4g/h（安静時には約3g/h）と言われています[3]。脳は糖からのエネルギーを使ってあらゆる指令を全身に送り、休むことなく常に働き続けています。身体を安静にしている状態であっても脳だけは常に稼働しています（図3-6）。

　つまり、人は糖なしには生きていけない生き物だということです。とはいえ、絶食や糖質制限などによって体内の糖が枯渇することは誰にでも起こり得ることです。そうした場合はどうするのかというと、「糖新生」といって糖質以外の物質から糖を新しく生み出す「裏ワザ」的な回路が稼働します。そしてこのとき材料にできるのは筋肉中のタンパク質を分解して得られる糖原性アミノ酸です。この糖原性アミノ酸を用いて糖を新たに作り出せば糖質をとらなくても全身に糖を供給することができますが、筋肉中のタンパク質を分解するので筋肉量に影響を及ぼします。筋肉が減少すると、基礎代謝が低下し身体は衰えるので老化にもつながります。筋肉を落とさないためにも、基礎代謝を低下させないためにも、老化を進行させないためにも、食事は極端に制限せず、まずは運動量を増やすべきだということです[3]。

　なお、通常の減量プログラムの場合も、普段の食事量を急激に制限するのではなく、運動量や活動量を増加させ、徐々に食事量を調整していくことが最もリスクの少ない方法として採用されています。「痩せたいのなら食べましょう」というように書かれたダイエット本がたくさん出ていたりするのもこの理屈からです。

　ただ、痩せ願望の強い女性は食事量を減らさなければ早く痩せられないという強迫観念にも似た焦燥感が強く、ついつい食事量を急激に制限してしまうことが多いようです。また、まじめな女性特有の禁欲主義、自己犠牲的概念、「食

べる」ことを卑しいことと考える思想なども後押しし、慢性的な栄養不良状態や、重度の栄養失調を引き起こす人もいます[4]。

　少し話がそれてしまいましたが、現代女性の痩せることへの執着心や焦燥感を払拭することは非常に難しいことです。食事量を正常に保つという行為を女性自らが肯定できるようになるには、根気強いカウンセリングや本人の科学的知識の積み重ね、さらには生理学的理解が必要になってくることがあります。栄養学は、その入り口としての学問であり、すべての人々の生活に身近であってほしい学問であると改めて感じるところです。

3. 食生活におけるサステイナビリティ（持続可能性）の追求

　栄養関係の仕事をしていて、よく聞かれるのは、
- 1日の食事回数を減らすのは健康に良いのでしょうか？それとも良くないのでしょうか？
- 本当に朝食はとったほうがいいのでしょうか？
- 何をどれだけ食べればいいですか？

ということです。また、女性は特に、自分のみならず家族の栄養バランスを毎日休むことなく考える立場である場合が多く「栄養バランスをとる」ということに負担を感じ、疲弊している方も多いようです。

　そこで重要になってくるのは、**「何を習慣化するか」**ということだと思います。習慣化すると、頭で考えることが少なくなるので、負担を感じにくくなります。

　しかしながら、「習慣化」する、つまり持続可能性（sustainability：サステイナビリティ）を追求する場合には、社会性などを考慮する必要が出てきます。たとえば、いくら1日の食事回数を2回に習慣化しようとしても、「周囲には3回食の人が多い」となると、周囲の習慣に合わせなければならない場合も多いでしょう。

　そうなると、1日2回という食事は継続させづらくなるでしょう。つまり、まずはそのプロセスが際限なく持続できるかということを考えなければなら

ないということです。さらにこれらのプロセスが自分に合う、合わないと言う「個人差」も出てくるでしょう。ですので、一概に「これがいい」とは断定できる内容ではありませんが、(個人ではなく) 万人に共通して言えることとしてまとめてみようと思います。

> ※持続可能性 (-sustainability) とは
>
> システムやプロセスが持続できることをいうが、環境学的には、生物的なシステムがその多様性と生産性を期限なく継続できる能力のことを指し、さらに、組織原理としては、持続可能な発展を意味する。すなわち、人間活動、特に文明の利器を用いた活動が、将来にわたって持続できるかどうかを表す概念であり、エコロジー、経済、政治、文化の4つの分野を含むものとされる。

まず、1日の食事回数を減らすことについてですが、人間には適応能力が備わっているので、ある程度健康体であれば、どのような食事スタイルであってもそれがその人の生命を支える食事スタイルになり得ます。例えば、(先程述べた周囲の習慣や社会性などは無視して) 1日3食だった食生活をやめて、昼食を食べずに「食事は、朝食と夕食の1日2食」という食事を仮に10年間続けたとします。そうして10年後、その食生活によって健康を害したと明確に感じる人はきっと少ないことでしょう。このような人間の適応能力は「生体機能の恒常性」ともいえます。恒常性とは、生体が外部環境の変化や食物の影響に左右されず、体温や血糖値などの臨床的条件を一定状態に安定させようとする内部調整機能のことです。これによって、私たちは日々健康を害することなく生活できています。ただし、だからといってどんな食生活をしても構わないというわけではありません。日によって食べたり食べなかったりするような目まぐるしい「プログラム」の変更が続けば、内部調整が追い付かなくなりますので、メインスタイル (基本となる食事形態) を確立し、ある程度それを守る必要はあるでしょう。

話を戻して、例えば1日2回食にするとします。そうすると、現在の「カロリーと栄養素をベースに考える栄養学」から言及すれば、1日2回食では必要十分な栄養量をとることができない可能性が出てきます。すなわち「次の食

事で補えばいい」という「次の食事」の回数が、常に最大1回しかないので帳尻を合わせにくいということです（ただしこの問題は、間食やサプリメントをとることである程度改善される部分でもあります）。

　ところで、私たちの身体は「食べる」という行為によっても、エネルギーを消費しています。これを「食事誘発性熱産生（DIT : Diet Induced Thermogenesis）」といい、食後はこのDIT作用によって、運動したわけでもないのに身体がぽかぽかと温かくなるのを感じることがあるかと思います。つまり、エネルギーの入力と出力が同時に起きているわけですから、食事回数を減らすということは、この出力回数（消費カロリー）も減らすことにもなります。このことから、冷え性の女性やダイエットをしたい女性は、この熱産生の恩恵を受けるためにも食事回数を減らさないほうが良いことがわかります。ちなみにこのDITは、何を食べても同等に熱産生を起こすのかというとそうではなく、摂取した栄養素の種類によって異なります。タンパク質のみを摂取したときには摂取エネルギーの約30％、糖質のみの場合は約6％、脂質のみの場合は約4％という具合です。もちろん、通常の食事をタンパク質のみ、脂質のみといった形でとることは困難で、これら3つの混合物を摂取するので、通常のDITは約10％と考えられています。つまり、糖や脂肪の多いお菓子などを食事にするとDIT作用の恩恵はほとんど得られず、タンパク質の多い肉や魚、大豆製品などを中心にした食事をとった時のほうが、より大きなDIT作用の恩恵を受けることができるということです。

　なお、食事はただ身体に栄養を補給するためだけの行為ではなく楽しみの一つでもあり、1年365日、1日3食であれば年間1,095回と限られた回数なわけですから、自らその回数を減らすというのは非常にもったいない行為だと感じてしまうのは筆者だけでしょうか。

　以上のようなことから（最後のことはさておき）、様々な見解はあるかと思いますが、1日の食事回数は減らさず、朝、昼、夕方の1日3回食を続けることが健康につながる食事形態なのではないかと筆者は考えています。

　続いて「何をどれだけ食べれば良いか」という問題についてです。

健康的な食事についてよく言われるのが、
「栄養素をバランスよく摂るためには、**毎食ごとに糖質、タンパク質、脂質、ミネラル、ビタミンの5大栄養素を含む食品を偏りなく組み合わせましょう**」ということですが、こう聞くと多くの人は、「健康的な食事を毎日続けるのは面倒くさそうだ、複雑でむずかしそうだ」と思うかもしれません。しかしながら、栄養バランスの良い食事というのは、実は意外にシンプルな食事であることが多いのです。

たとえば、「卵かけ納豆ご飯」のような、非常にシンプルで、いつでも誰でも簡単に、手間も時間もかけずに準備できるメニューです。

【卵かけ納豆ご飯】
・ごはん　茶碗1杯約150g（白米＋炒り玄米）
・鶏卵　1個
・納豆　1パック

「卵かけ納豆ご飯」は、ごはんと卵と納豆のたった3つから構成されるメニューですが、この食事で、様々な栄養素を充足させることができます（図3-7）。また、調理の手間もなく、食器もご飯茶碗とお箸があれば十分です。さらに、材料原価はお米、卵、納豆の諸々合わせても約80円と超低コストです。いわゆる「コストパフォーマンスが良い」という面からは経済的サステイナビリティも高いといえるメニューなのではないでしょうか。

ちなみに、ごはんは、白米ではなく、玄米や麦、雑穀などを混ぜて炊いたものなどがおすすめです。というのも、精製された白米だけでは、ビタミンやミネラル、食物繊維などが不足した主食になるからです。そして、それらの栄養素は穀類の外皮近くに多く含まれています。ですから、主食は、白米よりも玄米や麦めし、雑穀、もしくは、精製度の低いお米をとり入れたほうが、栄養価が高まるのでおすすめです（玄米は、フライパンなどで軽く炒ると吸水率も上がり、ふっくら香ばしく炊き上がるのでおすすめです）。

また、卵の栄養価の高さは言うまでもないので割愛し、続いて納豆ですが、

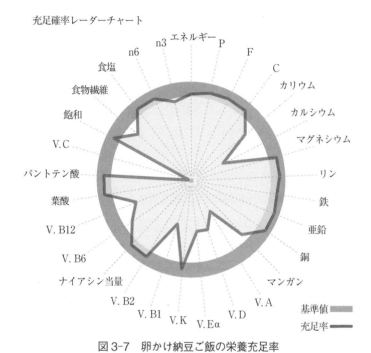

図3-7　卵かけ納豆ご飯の栄養充足率

納豆は日本が世界に誇る健康食材です。納豆には、大豆由来のタンパク質や、話題の大豆イソフラボンが豊富です。さらに、グルタミン酸や、ビタミンK、ビタミンB2などのビタミン類も、納豆の発酵過程で増加するので、大豆よりも栄養価がアップしているともいえます。

納豆は好き嫌いが分かれる食材ですが、お好きであれば、また治療薬の禁忌食※などでなければ、ぜひ2日に一度は食べていただきたい健康食品です。ビタミンKは、骨密度の増加を助け、骨粗しょう症の予防や脂質代謝の改善効果などが期待される栄養素です。

※ 納豆が禁忌食となる薬：ワルファリン（抗血栓薬；心筋梗塞などの治療薬）
「止血ビタミン」とも呼ばれるビタミンKが豊富な納豆は、ワルファリンの「血液をさらさらにする」薬効を弱め、血栓ができやすい症状をもつ罹患者の治療を妨げてしまうため、禁忌食として扱われています。

そして、このメニューに、冬ならみかん、春ならいちごなど季節の果物（または一年を通じて手に入りやすいバナナや市販の冷凍フルーツなど）とヨーグルトなどを足すと、1日3食と考えての1食分に必要なすべての栄養素がほぼ完全に補えることになります（図3-8参照）。

図3-8を見ると、ビタミンDの充足率が少し低いのですが、このビタミンDは太陽光（紫外線）を浴びることでも体内合成できるビタミンです。つまり、食事で補給できていなくても基本的にはあまり深刻な不足状態にはならないだろうと考えられているビタミンです。ただ最近、このビタミンDが（特に女性に）不足している可能性があると話題にもなりましたので、そのあたりのことも踏まえてこの後少し補足説明したいと思います。なお、女性の食事で不足しやすい栄養素としてはビタミンDのほかに、ビタミンB1、葉酸、鉄なども挙げられますので、それらについてもこの後順に紹介していこうと思います。

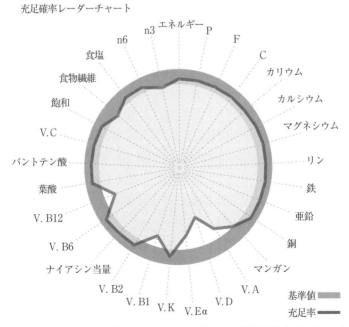

図3-8　卵かけ納豆ご飯とみかんとヨーグルトの栄養充足率（500kcal）

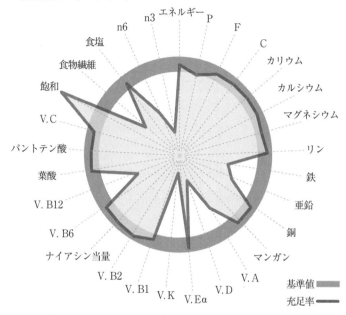

図3-9　クラッカーとバナナのストック食材メニュー

　また、朝から食欲がない時やごはんを炊くのも億劫な時などは、さらに簡単にクラッカーとバナナとヨーグルトというようなメニューでも栄養バランスを整えることができるので参考メニューとして示しておこうと思います。先の和食メニューの充足率には及びませんが、このメニューでもある程度栄養バランスをとれることが図3-9からわかります。なお、このメニューは前もって購入しておけるストック食材ばかりで構成しています。
　最近は全粒粉入りで食物繊維やビタミンがたっぷりとれるようにしてあるクラッカーや、各種健康食材が練り込んであるクラッカーなど種類も多様化しており、ストックしておくと食欲のない朝などのお助けアイテムとなり何かと便利なのでおすすめです。ただし、和食に比べて洋食はどうしても飽和脂肪酸の比率が高い傾向にあります。ですから、遺伝子検査などですでに脂質代謝が苦手だとわかっている方はできるだけ和食を選んだほうが良いかも

しれません。

【クラッカーとバナナのストック食材メニュー】：8食材で450kcal
・クラッカー　6枚
・ヨーグルト　150cc
・バナナ　　　1本
・オレンジジュース　1パック（200cc）
できれば、以下をプラス
・レーズン　　20粒（ミネラルと食物繊維が豊富：ヨーグルトに入れる）
・シナモンパウダー小さじ1（血行促進効果がある：バナナやヨーグルトにかける）
・プチトマト　5個
・ゆで卵　　　半分

ビタミンD

　1980年代、オゾンホール発見等によってオゾン層の破壊問題が浮上しました。以来、紫外線は有毒である、太陽光はなるべく浴びないようにしようという風潮が強まりました。そうした中で、特に女性は、紫外線がシミ・しわの原因になるとして、紫外線を避けるようになりました。ところが、紫外線にはビタミンDを生成するという有効性があります。また、現代の食事摂取状況から日本人はビタミンDを十分に摂取できていないということもわかっています。つまりこの2つを合わせ、日本人、特に日焼けなどを気にする女性は、ビタミンDが不足している可能性が高いと言われはじめたのです。
　ビタミンDは、別名「カルシフェロール」といい、フェロールは、ギリシャ語で「支える、運ぶ、力を与える」という意味を持ちます。すなわち、ビタミンDは「カルシウムに力を与える成分」として、腸におけるカルシウムの取り込みと、腎臓と骨におけるカルシウムレベルを調節しています。ビタミンDが欠乏すると、骨形成が正常に行われなくなり、骨軟化症やくる病、骨粗しょう症を発症します。また、ビタミンDは近年、骨形成以外にも非常に重要な

生体反応に関与していることがわかってきており、**免疫作用、各種癌などの疾病への罹患率低下作用への可能性**なども指摘されています。

そこでここでは、ビタミンDを紫外線から安全にそして安心して体内合成させるための目安と、皮膚への有害性の双方を把握するために行われた国内の研究結果について紹介します[5]。

表3-1の時間数は、顔と両手の甲を露出させたときに10μg（※）のビタミンDを晴天日に生成するのに必要な日光照射時間数です（※この研究では、成人の1日に必要なビタミンD量を約15μgと推定している先行研究をもとに、ビタミンD欠乏症状のない日本人が平均5.5μgを食物から摂取することから、残りの10μgを日光浴によって補うものと仮定し、両手の甲と顔を露出した状態で、晴天時のビタミンD生成時間を求めています）。

表3-1　10μgのビタミンDを生成するのに必要な時間[5]

	7月			12月		
	9時	12時	15時	9時	12時	15時
札幌	14分	8分	24分	(904分)	139分	(4,985分)
つくば	11分	6分	18分	(193分)	41分	(493分)
那覇	16分	5分	10分	142分	14分	31分

冬の北日本と南日本の正午を比較したものでは、ビタミンD生成に必要な時間差はおよそ10倍もありますが、夏場の正午ではどの地点でも必要日照時間は10分以内です。

表3-2　皮膚に直接的な影響が出始める時間[5]

	7月			12月		
	9時	12時	15時	9時	12時	15時
札幌	39分	25分	64分	(714分)	(227分)	(1,667分)
つくば	32分	20分	52分	(313分)	98分	(625分)
那覇	46分	16分	29分	(294分)	42分	86分

さらに、表 3-2 の皮膚に直接的な影響が出始める時間と照らし合わせると、**夏場の正午で 10 〜 15 分間の日光浴、冬場だと夏場の 3 倍〜 4 倍の時間を目安に日光浴する必要がありそうです。**ただし、この時間数は顔面と両手の甲だけを対象にしているため、夏場の手足の露出が多い服装では対象面積（紫外線暴露面積）が増えるので、真夏の必要日照時間はかなり短く済むと考えられ、むしろ真夏だけは紫外線対策をしっかりしたほうが良いといえます。逆に、冬場は寒くて屋内に閉じこもりがちですが、太陽光によるビタミン D 生成のためにも意識的に外に出て日光に当たるようにしたほうが良いといえます。表の中の（ ）で囲んだ数値は、長すぎて現実的ではない計算値を示します。もちろん、食事面からのビタミン D の補給も必要です。表 3-3 にビタミン D がとれる食品例を挙げています。主に、**魚類やきのこ類から摂取できる**ビタミンです。

表 3-3　ビタミン D が豊富な食品（食品 100g 中）[8]

食品名	含有量 μg	食品名	含有量 μg
まながつお 生	5	たい まだい 天然 生	5
ひらまさ 生	5	いわな 養殖 生	5
しいら 生	5	はも 生	5
あゆ 天然 内臓 生	5	ほんもろこ 生	5
みなみまぐろ 脂身 生	5	まいたけ 生	4.9

ビタミン B1

　ビタミン B1 は体内で**糖質やアルコールを代謝する際に必要なビタミン**です。最近まで、ビタミン B1 の欠乏は、発展途上国や高度な栄養失調状態に陥ったときなどに起こるものだとして、先進国や飽食の時代の現代においてはまれな疾患だとされてきました。しかしながら近年、ジャンクフードやお菓子、ジュースなどから糖質を過剰にとることや、習慣的な飲酒などから、ビタミン B1 の消費が激しく、いつのまにか慢性的なビタミン B1 不足に陥り、ビタミン B1 欠乏が原因の体調不良になっている人が増えているといいます。

　ビタミン B1 が不足すると、手足のむくみ、しびれ、全身倦怠感や食欲不振、

意欲低下などの症状が現れ、さらに欠乏状態になると、無気力・脱力などの脚気症状、ウェルニッケ脳症などコルサコフ症候群を発症し、死の危険性も出てきます。

何だか元気が出ない、身体に力が入らない、疲れやすい、やる気が出ないなどの症状がある方はもしかしたらビタミン B1 不足かもしれません。

ビタミン B1 は水溶性のビタミンで、調理による損失が大きく、長時間水にさらすような料理や、調理加工過程の多い料理（すなわち、外食産業食品、インスタント食品など）からは必要量を確保しにくいビタミンとも言われています。ですから、意識的にビタミン B1 の多い食品を食事にとり入れるとともに、必要に応じてサプリメントの活用も視野に入れる必要もあります。

なお、ビタミン B1 が欠乏する原因としては、前述した糖類やアルコールの過剰摂取以外にも以下のような理由も考えられます。

・継続的な嘔吐による体外排出による欠損
・薬の服用などによる尿中排出量の増加
・運動や発熱、発汗による損失
・食事摂取量の不足
・ビタミン B1 分解酵素の摂取（生貝、刺身など）

当てはまる項目が多い方、つまり、特に甘党で糖質の多い食べ物や飲み物をよくとる、お酒好き、汗をよくかく、または食が細い、ダイエット中などの方はビタミン B1 欠乏に要注意です。慢性的なビタミン B1 欠乏になっている可能性が高いので、日頃からビタミン B1 を積極的にとることをおすすめします。さてそこで、ビタミン B1 が多く含まれる食品についてですが、表 3-4 のビタミン B1 が豊富な食品一覧を見ながら、少し歴史の話をしましょう。

ビタミン B1 は、江戸時代末期に白米食文化とともに流行した「脚気（ビタミン B1 欠乏症）」の治療や予防のために 1910 年、鈴木梅太郎氏が「米ぬか」から抽出したビタミンであり、米や小麦など、植物の「胚芽部分」に多く含まれることがわかっている栄養素です（当時、江戸に赴くと、この胚芽部分を取り除いた白いご飯ばかりが食事として出されていたことで脚気が流行していたのですが、地方に帰ると治癒したことから「江戸わずらい」として恐れられて

表 3-4　ビタミン B1 が豊富な食品（食品 100g 中）[8]

食品名	含有量 mg	食品名	含有量 mg
米ぬか	3.12	豚肩ロース 赤肉 生	0.72
小麦はいが	1.82	たらこ 生	0.71
けし	1.61	抹茶	0.60
豚ヒレ 赤肉 生	1.32	いわのり 素干し	0.57
ごま むき	1.25	ライむぎ 全粒粉	0.47
豚もも 赤肉 生	1.01	そば粉 全層粉	0.46
あおのり 素干し	0.92	かぶ ぬかみそ漬	0.45
すっぽん 肉 生	0.91	ピスタチオ いり味付け	0.43
ブラジルナッツ フライ	0.88	牛 心臓 生	0.42
らっかせい 乾 小粒種	0.85	イクラ	0.42

いました）。

　もちろん、穀類の胚芽部分に多いからといって米ぬかなどを積極的にとりましょうというのはあまり現実的な話ではありません。ビタミン B1 を効率的にとりたい場合は、玄米や麦ごはん、そば、全粒粉パンなどを主食にすることをおすすめします。また、ぬか漬けもおすすめです。さらに、動物性食品でビタミン B1 が豊富な食品の代表と言えば、豚肉の赤身部分や内臓（腎臓、心臓、肝臓）が挙げられます。

　余談ですが、豚肉にビタミン B1 が豊富なことには、食物連鎖的な理由がありそうです。というのも、食肉用の豚は、飼育する際、米ぬか・ふすま・麦のぬかなどビタミン B1 の豊富な飼料を主な餌として与えられるからです。米ぬか・ふすま・麦のぬかは、国内外問わず、豚の餌として利用されることが多く、また甘い香りがするため豚も好んでよく食べるそうです。

葉酸

　一般に、男性に比べると、女性のほうが栄養関連情報に敏感な人が多いようです。また、女性は男性よりも野菜を積極的にとろうとします。これは、「ある栄養素」を摂取する面から見ても都合が良く、理にかなった食行動だともい

えます。

「ある栄養素」とは、「葉酸（ビタミンB9）」のことですが、厚生労働省「日本人の食事摂取基準（2015）」では、妊娠計画を立てている女性や妊娠の可能性がある女性にはこの「葉酸」を日頃から多めにとる（※）ことを推奨しています[3]（※具体的には、成人男性が必要とする量の2倍以上を妊娠する1か月以上前からとり続けることを推奨しています）。これは妊娠初期に体内の葉酸が欠乏していると、胎児に神経管閉鎖障害が起こり、重度の場合は死に至ることがあるためです。また、葉酸は赤血球をつくりだすことにもかかわり、貧血予防にも重要なビタミンでもあり、この点においても女性は葉酸をとるべきだと言えます。

葉酸とは、読んで字のごとく、「葉っぱの酸」です。1941年にほうれん草の葉から発見されたビタミンで、緑黄色野菜に多く含まれているのが特徴の栄養素で、緑黄色野菜の他、表3-5からも分かるように、昆布や海苔などの藻類、それらを餌とする魚や草食動物の「肝臓（レバー）」にも多く含まれる成分です。貧血気味の女性や、これから妊娠・出産をむかえる女性は、特にこの葉酸をとるためにも日頃からしっかりとこれらの食品をとる必要があるといえます。なお、緑黄色野菜には葉酸以外にも、各種ビタミン・ミネラル・食物繊維

表3-5 葉酸が豊富な食品（食品100g中）[8]

食品名	含有量 μg	食品名	含有量 μg
焼きのり	1,900	ほうれんそう 生	210
にわとり 肝臓 生	1,300	切干しだいこん	210
抹茶	1,200	ブロッコリー 生	210
玉露 茶	1,000	あさつき 葉 生	210
牛 肝臓 生	1,000	たかな 葉 生	180
ぶた 肝臓 生	810	りしりこんぶ	170
えだまめ 生	320	よめな 生	170
からしな 生	310	ロケットサラダ	170
きな粉	250	すじこ	160
パセリ 葉 生	220	たらの芽 生	160

なども豊富なので、その点からも日頃から積極的にとることが望ましい食品群といえます。

鉄分

女性が最も欠乏させやすい栄養素の代表と言えば「鉄分」ではないでしょうか。鉄には、酸素運搬能力があるため、鉄が欠乏すると、脳や全身に酸素が行き渡らなくなり、脳神経障害や貧血症状が現れます。

貧血症状には、めまいやふらつき、動悸・息切れ・疲れやすい、全身のだるさやむくみ、急激な眠気などがあります。これらはよく耳にする症状とはいえ、悪化すると、勉強や仕事などをはじめとする日常生活に大きな支障をきたすものばかりです。

女性は月経により、定期的な鉄の損失を繰り返しています。その一方で、ダイエットや偏食などの理由から、鉄をしっかりとれていない場合があります。また、鉄欠乏状態は自覚症状があまりないため、徐々に進行し発症し、重症化しやすいともいわれていて、治療にも時間がかかることがあります。

鉄は吸収されにくく、鉄欠乏性貧血の治療においては**「食事療法だけで鉄を必要量摂取するのは困難」**とも言われており、**「薬物療法（鉄剤）を主体とし、食事療法は薬物療法の補助」**的に行われているという実状もあるようです[6]。一方、鉄欠乏性貧血は「食事性貧血」とも言われ、食生活に密接に関わっているのも事実です。したがって、食生活を見直し適正な食事管理を続けることも貧血対策には非常に重要なことだと言えます。

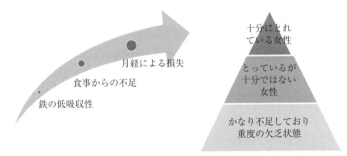

図3-10　鉄分を必要量とれている女性はほんのわずか（イメージ）

表3-6 鉄が豊富な食品例（食品100g中多い順）[8]

食品名	含有量 mg	食品名	含有量 mg
赤こんにゃく	78.5	あさり つくだ煮	18.8
あおのり 素干し	77.0	抹茶	17.0
かわのり 素干し	61.3	えごま 乾	16.4
セージ 粉	50.0	加工品 干しえび	15.1
いわのり 素干し	48.3	ココア	14.0
きくらげ 乾	35.2	ぶた 肝臓 生	13.0
干しやつめうなぎ	31.6	ごま 乾	9.6
あさり 缶詰 水煮	29.7	小麦はいが	9.4
カレー 粉	28.5	アマランサス 玄穀	9.4
あゆ 内臓 生	24.0	にわとり 肝臓 生	9.0

　鉄分が多い植物性食品の特徴としては、小松菜やほうれん草などの緑黄色野菜であるということが挙げられます。このような緑黄色野菜に鉄が多い理由としては以下のようなことが考えられます[7]。

・植物中では特に葉緑体の構成成分として大量の鉄が必要であること
・クロロフィルの生合成経路の酵素が鉄を必要とすること

　鉄はほとんどすべての生物にとって必須元素ですので、自然界から摂取する食品には（量の多少はありますが）必ずと言ってよいほど鉄が含まれています。また、海にも鉄をはじめとするミネラルが豊富なので、**海洋性食品**（のり、あさり、うなぎなど）にも鉄分は多く含まれています。

　吸収率が良い鉄分を摂りたいときには、獣鳥魚肉類の**赤身の濃い部分**（牛・豚の赤身部分、カツオ、マグロ、サンマ、アジ、イワシ、サバなどの**血合部分**）がおすすめです。そのほか、食品成分表に掲載されている鉄の豊富な食品例を含有量の多い順に表3-6に示しておきますので、食材選びなどの際の参考として活用いただければ幸いです。

4. おわりに

ここまでの話をまとめると、
- 月経周期の特徴を理解することは、健康維持・増進やダイエットに役立つ
- 急激な食事量の減少は、代謝機能を低下させ、肥満・老化を助長させる
- 持続可能な食事スタイルを選び、習慣化することで身体的負担および精神的負担（頻繁に頭で考える負担）を減らすことができる
- 栄養バランスを整えるための食事は身近でシンプルなものにできる
- 女性に不足しがちな栄養素としては、葉酸、鉄分、ビタミンB1、ビタミンDが挙げられるが、これらは食品からの積極的な摂取のほか、ときにはサプリメントや薬剤からの摂取、または日光浴なども選択肢として加える

ということを述べさせていただきました。これらのことから、少し飛躍するかもしれませんが、**女性の健康や生活の質を守るのは、正しい栄養知識とその知識を活用した自己管理能力をつけることである**ということが言えるのではないかと思うのです。

とはいえ、女性（に限らず人間）には、なかなか自分で自分を管理することができないという一面があります。そこで役立つのが「他人の目」です。ヒトは他人の目があり、「みられる」という刺激がある環境に置かれると、予想以上の力を発揮することがあります。たとえば、病院栄養指導などの食事療法が上手くいく理由は、この「他人の目」があるからだと思います。患者さんにとって担当栄養士に食事内容を「みられる」ということはストレスになる部分もありますが、その一方で、専門家に「みられる」ということは、**「食事療法を続ける意義や動機付け」**を強化してくれることにもなります。食事療法には、様々な制限があると同時に、長期間続ける必要があります。そのため、次第に飽きや惰性が出てきます。そこに、人に「みせる」という使命感や刺激を与えることで、その飽きや惰性が解消され、食事療法の継続や成功につながるのだと考

えられます。

　健康維持のための食事コントロールも、病気の時の食事療法と理論や性質は同じです。他人の目がある、他人にみせるという適度なストレスを健康管理アプリや各種サービスの活用などによって取り入れながら栄養知識の蓄積と自己管理能力を高めていくことに、今回の内容が少しでも役に立つことになれば幸いです。

参考文献

1) 大塚柳太郎、河辺俊雄、高坂宏一、渡辺知保、阿部卓（2002）人類生態学、東京大学出版会
2) 厚生労働省　平成29年12月　平成28年国民健康・栄養調査報告
3) 厚生労働省「日本人の食事摂取基準（2015年版）」策定検討会報告書
4) 永田利彦「摂食障害に対する精神療法的アプローチについて」心身医学 vol.52 No.4 2012
5) 中島英彰、宮内正厚（2014）「太陽紫外線による健康のためのビタミンD生成と皮膚への有害性評価―国内5地点におけるビタミンD生成・紅斑紫外線量準リアルタイム情報の提供開始―」独立行政法人国立環境研究所
6) 古俣智江（2006）「鉄欠乏性貧血の栄養管理について」国際学院埼玉短期大学研究紀要 Vol.27
7) 樋口恭子（2009）「鉄欠乏に対するオオムギの効率的な応答」東京農業大学　先端研究シンポジウム 要旨集
8) 文部科学省「日本食品標準成分表2015年版（七訂）」

第Ⅱ部　学際的な視座からみる女性の健康とライフスタイル

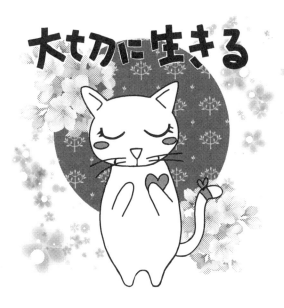

第4章

大学におけるキャリア教育
― 女性が健康で働き続けるために ―

1. はじめに

　女性活躍推進法に象徴されるように、女性の労働力は少子化による労働力不足も相俟って、社会全体から大きな期待が寄せられています。1986年の男女雇用機会均等法施行以来、女性の社会進出は確実に進み、女性が働く上での待遇改善も図られてきました。一方で、これまで女性に任されてきた家事・育児や介護等の役割分担は遅々として進まず、女性は職場で一人前の労働を求められながら、家庭では従来の役割を担うことを余儀なくされています。さらに、その身体的特性から、婦人科系疾患や妊娠、出産、更年期障害など、男性に比べて働く上では不利な立場にあると言わざるを得ません。
　女性が本当の意味で活躍できる社会の実現は、国の政策や企業の体制整備に頼るだけでは難しいのが現状です。何よりも、女性自らが健康で働き続けるための覚悟と知恵と柔軟な適応力を身に付けることが大切であり、併せて男性側の理解や意識改革、行動変容も当然求められてきます。
　そのためには教育の力も必要となりますが、労働市場に人材を送り出す最終の教育機関として、大学の果たすべき役割は大きいものがあります。大学設置基準が改正され、大学においても2011年度から本格的なキャリア教育がスタートしました。大学でのキャリア教育は、社会に出る学生たちが働くことへのモチベーションを高め、働く上で役立つ様々なことについて総合的に学べる最後のチャンスとなります。キャリア教育の成果が就職実績に繋がり、それが大

学の評価に直結することもあって、キャリア教育の充実は各大学にとって喫緊の課題となっています。職業観・勤労観の形成をはじめ、変化する労働環境の予測、労働者の権利に関する法律や制度、自己理解（自己分析）、業界・企業研究等の多岐にわたる内容について、各大学で工夫した取組がされているところです。しかしながら、働く上で基盤となるべき「健康」について取り上げた事例を寡聞にして知りません。共同研究を進めるにあたり、女子学生が95％を占める本学においては特に女性の健康に着目することに意味があると考え、このテーマを設定しました。本章では本学学生を対象に実施したアンケート結果（以下、本学アンケート）[1]を踏まえるとともに、健康を蔑ろにして働いてきた筆者を反面教師としながら、女性の活躍を支援する視点に立って大学におけるキャリア教育について論じていきます。

2. 後悔から学んだこと

　筆者は高校や県教育委員会で定年まで働き、現在は大学でキャリア教育や就職支援を担当しています。元来丈夫な体質で重い疾病を経験したこともなく、健康にだけは自信がありました。仕事が忙しかったこともあり、少々体調が悪いと感じても働くことで誤魔化すような生活を送ってきました。40歳代後半に受けた人間ドックではどこにも異常が見られなかったため、「こんなに忙しくても私は大丈夫だ」と勝手に解釈し、健康を意識すべき機会を、逆に過信するだけで終わらせてしまいました。その後、通勤に往復2時間はかかる夜間定時制高校勤務となり、昼夜が半分逆転したような生活となりました。初めての教頭職、しかも夜間のため基本的に校長は不在で、緊急事態にも自分の判断で対処することが求められました。その上、県の定時制・通信制高校部会の会長校でもあったため、対外的な役職もあり出張も多くありました。生徒が定時制を選んだ理由は様々で仕事上の困難は多かったのですが、それを上回るやりがいを感じて働きました。ところが、あれだけ自信のあった体が悲鳴をあげ始め、2年目の定期健康診断でいきなり高血圧を指摘されました。どちらかというと低血圧の体質であったため、医師も首を傾げて測定し直してくださいまし

たが、やはり高い数値は変わりませんでした。再検査でも高血圧と診断され、治療が必要ではと思い始めた頃に、昼間の勤務に異動となりました。新しい職場で太陽に合わせた生活を続けているうちに血圧も正常値に戻り始め、体内リズムの不思議な力を感じて、体の内なる声に少し耳を傾けるようになりました。

　同じ頃、健康診断の胸部間接撮影で影を指摘されて驚きましたが、再検査では「陳旧性炎症」ということでした。過去に罹患した肺炎の痕跡が影として写っていたようです。かつて単なる風邪ではないように思いつつも、風邪をこじらせただけだと素人判断し、休まずに働き続けたことに思い至りました。それが原因かどうかは不明ですが、ひどく咳き込むことが多くなり、肺活量も低下しました。あの時休んで治療していればと心底悔やみましたが、今さら元の健康な肺に戻すことはできません。

　次に異変が訪れたのは、精神的にかなりの緊張を強いられる職務について2年目が終わろうとしていた頃で、突然左耳が聞こえにくくなりました。突発性難聴と診断されて治療を始めましたが、聞こえは改善しませんでした。その状態がかなり長く続いた後、激しい吐き気とめまいに襲われ、歩くことはおろか立つことさえも難しくなりました。メニエール病を発症しており、吐き気とめまいは治療で治まったものの、左耳の聴覚は一向に回復しませんでした。医学に無知な筆者は、これだけ医学が発達しているのだから聴覚の回復くらい簡単にできるだろうと、どこか甘く考えていました。ところが壊れた部品を取り替えるようなわけにはいかず、現在の医学では不快な耳鳴りや聴覚の完全な回復は難しいことを知って愕然としました。通常会話は右耳に集中することでなんとか凌げましたが、広い部屋での会議は発言が聞き取りにくくとても困りました。日常会話でも聞き返すことが重なると、相手に迷惑をかけているのではと思うようになり、会話を楽しむどころか苦痛を感じるようになりました。聴覚障がいで一番困るのは、表面上は分からないため、会話の相手にその都度説明し理解を求めなくてはならないことです。障がいによる孤独を味わい、死ぬまでこの状態が続くのかと落ち込みました。医師からは、「仕事上のストレスからと思われるので、仕事を辞めたら治りますよ」との言葉をかけてもらいまし

たが、鍼や灸といった治療法を試みても一向に改善しなかったため、筆者には気休めでしかありませんでした。ところが、定年退職後暫くして、いつの間にか聴力が戻っていることに気付き、医師の言葉は奇跡的に現実となりました。その時の感動を、どう表現したらよいでしょう。人間の心と体の不思議なつながりを、今度こそ身をもって味わいました。

　もう一つ、伝えておきたいことがあります。筆者は50歳代後半の人間ドックで、骨粗しょう症の疑いがあるとの指摘を受けました。痛みはおろか何の自覚症状もなく、忙しいこともあって放置していましたが、職場で督促されて仕方なく再検査を受けました。そして医師から「数値では90歳代の骨で骨折しやすくなっており、すぐに治療した方が良い」と告げられました。寝たきりになった自分の姿が思い浮かび、突発性難聴を発症したときの"取り返しのつかない"絶望感が再び襲ってきました。治療を続けなんとか正常値に戻すことができたものの、人間ドックを受けていなければどうなっていたかと思うと、今でもゾッとします。骨粗しょう症は自覚症状がないため、おそらく自分から気付くことはなかったはずです。発症の原因は加齢だけではなく、若いときからの食習慣や運動習慣も影響していることを後になって知り、早くからそのことを知って対処していればと大いに反省しました。

　ここまで自身の苦い体験を通して、健康への過信や素人判断の怖さ、休養や治療することの必要性、検診の意義、若いときから正しい知識をもって対処することの大切さなどについて述べてきました。恥を忍んで病歴を振り返ってきたのは、自分のような「悔やみきれない失敗」を若い人にはさせたくないとの強い思いからです。筆者は若さの勢いと忙しさにかまけて、自分の健康を実に粗末にして生きてきました。それでも、若いときには何とか誤魔化せましたが、加齢とともに低下する身体機能や様々な病気の発症などを経験するうちに、病気になってから気付いたのでは遅いということを痛感しました。そして、自身の苦い経験を健康に関心の薄い学生たちに役立ててもらうことが、大学のキャリア教育担当者としての使命ではないかと考えるようになりました。生活習慣病や更年期障害に苦しむのは中高年からであっても、その要因は若い時からの蓄積によるものが大きいことを学生時代に知っていれば、後悔は減らすこ

とができるはずです。また、検診で病気が早期に発見でき大事に至らなかった知人が何人もいた経験から、検診の大切さや予防医療に対する意識啓発をすることも、大学が担える役割だと思うようになりました。このような認識のもとに、健康に関する要素を取り入れたキャリア教育のプログラム開発に取り組み始めました。

3. 高校までの健康教育から見える課題

　健康に関して大学での教育を考える前に、高校までの既習内容について確認しておく必要があります。高校では教科として「保健体育」があり、多角的に健康について学んでいます。教科書[2]を見てみると、『保健編』の「1 現代社会と健康」という単元では、健康の考え方、生活習慣病の予防、食事と健康、運動・休養と健康、ストレスや心の健康などについて取り上げています。「2 生涯を通じる健康」という単元では、妊娠・出産と健康、結婚生活と健康、加齢と健康、保健サービスとその活用、医療サービスとその活用などがあり、「3 社会生活と健康」の単元では、働くことと健康、働く人の健康づくりについて記述されています。

　この中で、3の単元の、働くことと健康では、働き方の変化によって健康問題も変化してきたことや、職業病・労働災害は防げることなどについて述べられています。また、働く人の健康づくりでは、働く人の健康を保持増進するために、健康診断や心と体の健康づくりについての記述がみられます。ここでは、職場におけるトータル・ヘルスプロモーション・プランについて取り上げられており、このプランの具体的な進め方について、「健康測定」「健康指導」「実践活動」「評価」「健康づくり計画」の各活動をスパイラルに展開して健康の保持・増進を図ることが、イラストで分かりやすく図示されています。

　これを読むと、高校までの学習が定着していれば大学生の生活はより健康的なものになっているはずですが、実態を見る限り、知識はあっても生活にはあまり反映されていないと思われます。その理由としては、学生時代は体力的に充実しているため、少々の暴飲暴食や睡眠不足も容易に回復し、重大な疾病に

至らないからではと推測できます。しかし、実際は若い頃からの食習慣や生活習慣がその後の健康状態に大きな影響を及ぼすことになりますし、無理なダイエットが不妊体質の引き金になる[3]ことも指摘されています。また、精神面においても、自由度の高い学生時代にはストレスも少なく心の健康を保ちやすいですが、働き始めると制約が強くなったり、責任が重くなったりと、様々なストレスによって心の健康状態は急速に低下傾向が見られます[4]。

このように見てくると、折角健康について学んでも、それを生かそうとする意識や生涯を見通して自分の体について考えようとする姿勢がなくては、学ぶ意味は薄れてしまいそうです。卒業という出口が、職業人生へのスタート地点に位置付けられる大学では、身に付けた知識を生かそうとする動機付けと、健康づくりに対する意欲と姿勢を培うことが課題と言えます。

4. ハンセンの理論に学ぶ

キャリア教育の内容検討にあたっては、ハンセン（Hansen, Sunny S.）が提唱した理論が参考になります。彼女は、キャリアを職業のみならず、家庭、余暇、生きる意味、社会における役割などが有機的に統合されたものとする新しい概念を提唱しました。彼女が主張する「統合的人生設計（Integrative Life Planning）」とは、個人、家族、地域社会、世界のニーズを包括的に考えキャリアデザインを行っていく考え方で、人生の4つの要素（役割）のバランスを重視しています。

その要素（役割）とは、①労働（仕事：Labor）、②愛（家庭と子育て：Love）、③学習（公式および非公式教育：Learning）、④余暇（仕事以外に従事する活動：Leisure）の4つのLであり、これらがキルト（パッチワーク）のように組み合わさって意味のある全体になると考えました。そして統合的なキルトを完成させるために、「変化するグローバルな文脈の中でなすべき仕事を見つける」「家族と仕事をつなぐ」といった6つの重要課題を示しています。特に注目したいのは、彼女が後に追加した「健康に関心を向ける」という課題です。彼女は3年間で4つもの大病を患ったことで健康の大切さに気づき、重

要課題の7番目として追加したとのことで、健康は人生において極めて重要であるにもかかわらず、健康なうちはそれに気づきにくいことを教えています。著書では、身体、メンタル、感情の健康に関心を向けることに触れ、「これは、本来最初のリストに含まれているべき課題であった」と述べています[5]。

ハンセンの理論は家庭を大切にしながら、研究者や大学の教員として活躍してきた自身の体験に裏付けられたものであり、女性の働き方を考える上で参考となる点が多くあります。男性─女性の役割と両者の関係性や、家族と仕事のつながりに、より大きな関心が向けられる必要性についても言及しており、女性のキャリア形成支援を研究する上で、彼女の理論は多くの示唆を与えています。

5. 女性の活躍を支援する

2017年世界経済フォーラム[6]において発表された「ジェンダー・ギャップ（男女格差）指数」によると、わが国は世界144ヵ国のうち114位と低い水準で、主要7ヵ国では最下位となっています。これを見る限り、女性が活躍できる社会の実現には「未だ道遠し」の感が否めません。女性の待遇改善を進めるためには国や企業の取組が不可欠ですが、ここでは大学が担える役割について、本学のアンケート結果を参考にしながら考察していきたいと思います。

（1）意識面

女性のキャリア形成には女性特有のライフイベント（結婚・出産・育児）が大きく影響し、就業を継続するかキャリアを中断するかの岐路に立たされます。そして、中断後の再就職では一般的に正社員のチャンスは少なく、パート、派遣社員、契約社員、業務請負などの働き方を選ばざるを得ない状況にあります。

本学アンケートでも図4-1に示すように、女性が職業を持つ（ここではパート等は含まない）ことに関して、「持たない方がよい」と回答した者は皆無でしたが、「ずっと職業を持ち続ける方がよい」と考えている者は29％に留まり

ました。「結婚するまで」が4％、「子どもができるまで」が11％で、「子どもができたら辞めて、大きくなったら再び職業を持つ方がよい」と回答した者が55％となっています。この結果からは、女性の活躍が言われながらも、働き続ける上では出産や育児が壁となり、育児のためには仕事の中断もやむを得ないと考えている学生の姿が見えてきます。

　次に、いったん退職した女性が再び社会で活躍する仕方として、最も望ましいと思うものについて尋ねた結果を図4-2に示します。

　最も多かったのが、「仕事と家事・育児・介護の両立しやすさなどを重視し、正社員として再就職する」というもので、57.2％でした。2番目が、「これまでの知識・経験を生かして働けることと、働く場所や時間の両方を重視して、パート・アルバイトなどで再就職する」というもので19.3％でした。3番目は、「これまでの知識・経験を生かして働けることを重視し、正社員として再就職する」10.2％、4番目が「働く場所や時間を最も重視して、パート・アルバイトなどで再就職する」9.8％でした。再就職後も正社員として働きたいと考えている者が合計で67.4％いますが、仕事を選ぶ基準としては過去に修得した知識や経験よりも、家事・育児・介護との両立のしやすさの方を重視しています。この結果からは、女性のキャリア形成は出産や育児により分断され、再就職しても辞める前のキャリアとは繋げにくいと考えている者が多いことが指摘できます。

　また、ボランティアやＮＰＯ活動と回答した者は0.4％に留まっており、自分の労働が賃金の形で評価されることを望んでいる様子が窺えます。ただ、この数字はボランティア経験の少なさが影響していることも考えられ、在学中に多様なボランティアの機会を提供することも本学の課題と言えます。さらに、「家事以外で活動する必要はない」と回答した者は皆無であることから、全員が何らかの形で社会と関わりをもちたいと考えていることが分かります。

　図4-1および図4-2からは、女性は職業人としてよりも母や主婦としての役割を優先せざるを得ないと考えていることや、そのような中でも社会で何らかの対価を得られる仕事に従事したいと願っている学生の姿が浮かび上がります。

76 第Ⅱ部 学際的な視座からみる女性の健康とライフスタイル

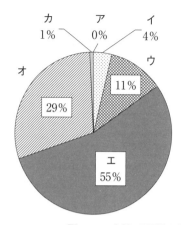

□ ア．職業を持たない方がよい
▨ イ．結婚するまでは、職業を持つ方がよい
▨ ウ．子どもができるまでは、職業を持つ方がよい
■ エ．子どもができたら職業をやめ、子どもが大きくなったら再び職業を持つ方がよい
▨ オ．ずっと職業を持ち続ける方がよい
□ カ．無回答

図4-1　女性が職業を持つことについてどのように考えるか

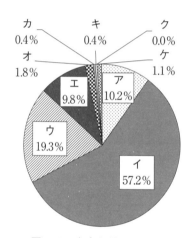

□ ア．これまでの知識・経験を生かして働けることを重視し、正社員として再就職する
■ イ．仕事と家事・育児・介護の両立しやすさなどを重視し、正社員として再就職する
▨ ウ．これまでの知識・経験を生かして働けることと、働く場所や時間の両方を重視して、パート・アルバイトなどで再就職する
■ エ．働く場所や時間を最も重視して、パート・アルバイトなどで再就職する
▨ オ．家事・育児・介護の経験を生かした仕事により地域に貢献する（ヘルパー・保育補助・家事代行など）
□ カ．これまでの経験を生かしてボランティアやNPO活動で地域に貢献する（育児・介護ボランティア、PTA、防災・治安パトロール、リサイクル活動など）
□ キ．これまでの経験を生かし起業またはNPOの立ち上げを行う（小売店経営、ボランティア団体設立など）
□ ク．家事以外で活動する必要はない
▨ ケ．その他

図4-2　出産などでいったん退職した女性が再び社会で活躍する仕方として、最も望ましいと思うもの

　続いて図4-3に、出産後も離職せずに働き続けるために必要と思われる10項目について、項目ごとに重視する度合いを4段階で尋ねた結果を示します。この結果からは、働き続けられる環境の整備や、両立支援制度の充実を強く求めていることが分かります。また、女性が働き続けることへの家庭・社会・職場の理解や意識改革も重視しており、さらには夫の理解や具体的な行動を伴っ

第4章 大学におけるキャリア教育 — 女性が健康で働き続けるために — 77

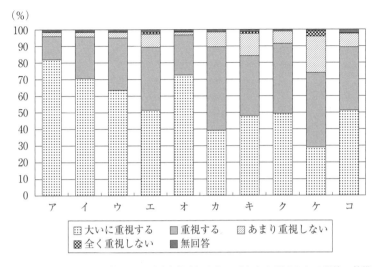

ア．保育所や放課後児童クラブ（学童保育）など、子どもを預けられる環境の整備
イ．女性が働き続けることへの家庭・社会・職場の理解や意識改革
ウ．夫の家事参加への理解・意識改革・行動化
エ．家事・育児支援サービスの充実
オ．職場における育児・介護との両立支援制度（育児休暇・介護休暇等）の充実
カ．福祉・介護サービス等の充実
キ．短時間勤務制度や在宅勤務制度などの導入
ク．男女双方の長時間労働の改善を含めた働き方改革
ケ．働き続けることへの女性自身の意識改革
コ．育児や介護による仕事への制約を理由とした昇進などへの不利益な取扱いの禁止

図4-3 出産後も離職せずに働き続けるために必要なこと

た協力が必要だと考えている様子が窺えます。

このようなアンケート分析から見えてきた学生の実態を踏まえ、意識面を中心に女性の活躍を支援する上で有効となる方策を、大学として探る必要があると考えられます。

(2) 健康面

企業では「健康経営」が注目され、従業員への健康投資が企業の活性化をもたらし、業績向上や株価上昇に寄与するなど多くのメリットが期待できることから、今や経営改革の中心理念となっている感があります。また、医療費が

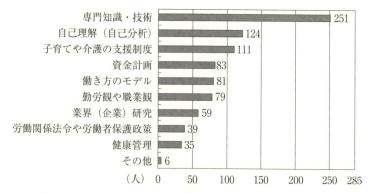

図4-4 キャリアデザインを描くために大学で学びたい内容

削減できれば健康保険制度上も都合がよいだけでなく、労働者の側からみても健康で働き続けられれば労働の意欲や質が向上し、経済的にも時間的にもゆとりが生まれ、まさに"良いことづくめ"と言えます。しかしながら、働き始めてから健康を意識したのでは遅いことは、すでに述べたとおりです。本学アンケートでは図4-4に示すように、大学で学びたい内容として健康管理をあげた学生は285人中35人で、項目の中では最も少ない人数でした。

　この結果からは、健康について学びたいというニーズが単に低いのか、健康の持つ重要性に対する認識が低いのかは判断しにくいのですが、いずれにしろ健康への関心が低いことは確かなようです。

　さらに、健康で働き続けるために大切なことについて4段階で尋ねたところ、図4-5のような結果が得られました。項目ごとに若干の差はあるものの、すべての項目で「強く思う」と「そう思う」を合わせると100％に近く、各項目の重要性を認識している様子が窺えます。注目したいのは、その中で「運動習慣・体力維持」「メンタルヘルスケア」「自分のからだの特徴（体質など）を理解し、適切に対処」「生活習慣病についての理解と予防」の項目については、「強く思う」と答えた割合が比較的低かったことです。理由としては、それらの内容については現状ではほぼ良好なので、必要だという認識が低いためではないかと考えられます。このことからも、健康で働き続ける土台づくりのために、大学時代に先を見通した健康教育を充実させる意義は大きいと言えるで

第4章 大学におけるキャリア教育 ―女性が健康で働き続けるために― 79

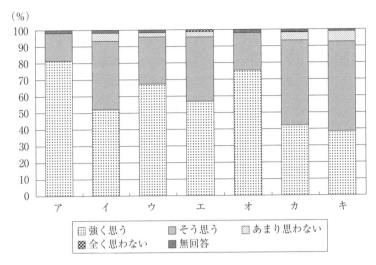

ア．基本的生活習慣
イ．運動習慣・体力維持
ウ．食習慣
エ．メンタルヘルスケア
オ．睡眠（時間・質）
カ．自分のからだの特徴（体質など）を理解し、適切に対処
キ．生活習慣病についての理解と予防

図4-5　健康で働き続けるために大切なこと

しょう。自らの健康を過信し意識が低い大学時代こそ、健康に目を向け生涯にわたる自己管理能力を養う好機だと捉えて取り組みたいと考えます。早いうちに自身の心や体の特性を自覚し予防に努めながら適切に対処すれば、健康上の不安や後悔は減らすことができるはずですし、若いときからの食生活や生活スタイルの蓄積が中年以降の健康に現れると認識できていれば、健康問題で苦しむことは少なくなると思われるからです。

　次に、すでに働いている女性の現状を見てみたいと思います。「働く女性の健康増進調査」[7]では、定期的に婦人科を受診している人の割合は2割に留まり、受診しない理由として53.2％が「健康なので行く必要がない」と答えています。次いで多いのが、「仕事や家庭で忙しくて行く時間がない」という理由で、23.6％に上っています。「受診するのが面倒くさい」も21.9％と多く、自分の健康を後回しにしたり、ないがしろにしたりする傾向が窺えます。また、婦人科がん検診の受診率は約4割であり、受診率の高いアメリカやス

ウェーデンの半分にも満たない状況となっています。また、同調査によると、婦人科系疾患を抱える女性の年間の医療費支出は1.42兆円、生産性損失は4.95兆円で、少なくとも6.37兆円にも上る損失が見込まれると報告されています。月経随伴症状、乳がん、子宮頸がん、子宮内膜症といった婦人科系疾患の有無は、QOL（生活の質）および労働損失時間とおおむね有為な関連が見られることも指摘されており、女性の健康教育は個人、企業、社会のいずれにとっても重要課題として意識されるべきだと言えます。

さらに、女性の活躍が求められながら企業の健康対策は男性労働者をモデルとする設計から脱却できておらず、女性が働き続けるための環境整備という点で健康面に関する配慮は置き去りにされている印象がぬぐえません。加えて、女性自身も自分の体と向き合い、健康維持について正しい知識を十分には持ち合わせていないことが考えられます。仕事を持つ女性は、仕事や家事・育児を優先せざるを得ず、自分のことは後回しになりがちです。体の不調があっても無理を続け、ついに我慢できずに受診したら手遅れという場合や、頑張りすぎで心も体も疲弊しメンタル不全で休職を余儀なくされるといったケースは決して珍しくありません。取り返しのつかない事態を招かないためにも、女性特有の心身の不調に対するケアができる環境を整備していく必要が指摘できます[8]。

また、女性はキャリア形成期と妊娠適齢期が重なる場合も多く[9]、キャリア形成を重視した結果、気が付いたら子どもを諦めざるを得ない年齢になっていたという話も聞きます。結婚や出産は本人の意思で決めればよいことですが、判断する前提として、妊娠・出産についての正しい知識を男女ともに身に付けておく必要があるでしょう。医学の進歩により高齢での出産も可能になったものの、それに伴って母子へのリスクが高まることや、人によっては育児期に心身が不安定になる更年期を迎える可能性も出てきます。さらには、親の介護が必要（ダブルケア）になることも想定されます。悔いのない人生などないでしょうが、予め知っていれば対処ができ、減らせる後悔も多いはずです。人生設計をする上で役立つ情報や知識をできるだけ多く提供することは、教育機関の大切な使命と考えられます。

本学アンケートで、妊娠・出産等に関連して重要と思われる内容について尋

ねたところ、「知っている」と答えた割合は項目ごとに次のとおりでした。

◎「女性は無理なダイエットにより卵巣や子宮の発達が妨げられ、月経不順や無排卵、無月経を引き起こす可能性がある」71.2%
◎「年齢が高くなると妊娠の確率が低くなる」85.6%
◎「高齢出産は、リスク（流産、胎児の染色体異常、妊婦高血圧症候群等）が高くなる傾向がみられる」86.3%
◎「高齢での出産は、育児と親の介護が重複する可能性がある」46.7%

この結果からは高校までの学習成果がある程度認められ、女性の体や妊娠・出産については一定の知識を持っていることが分かります。一方で、ダブルケアに関する最後の質問の回答率が低いことから、親世代では想定されなかったリスクに関しては情報が不足していることが推測できます。将来像を描くためには社会状況の変化を踏まえた、具体的な情報提供の必要性が確認できました。

6. 男女がともに支え合う

本学アンケートでは、大学で学びたい内容として図4-4に示したように、子育てや介護の支援制度をあげた学生が285人中、111人と3番目でした。すでに学生時代から、働く上で子育てや介護が切実な問題として意識されていることが分かります。しかもそれは、家庭における役割分担から言うと女性に重くのしかかっています。

また、図4-3に示したように、女性が出産後も離職せずに働き続けるために必要とされる項目の中で、「夫の家事参加への理解・意識改革・行動化」について、大いに重視すると回答した者が64%、重視するが32%いました。あまり重視しないは3%しかなく、夫の協力が働く上で不可欠だと考えていることがよく分かります。

さらに、男性が家事・育児を行うことに関するイメージについて項目ごとに4段階で尋ねたところ、図4-6のような結果が得られました。肯定的な意見が多い一方で、「仕事との両立は現実として難しい」と思う学生が68%いること

や、「家事・育児は女性の方が向いている」「妻が家事・育児をしていないと誤解される」と思っている割合が高いことは、課題として指摘できます。また、「男性は家事・育児を行うべきではない」や「周囲から冷たい目で見られる」と思う学生が存在している点は気になるところであり、意識変容のための取組が必要だと考えられます。

内閣府が2014年に実施した「女性の活躍推進に関する世論調査」[10)]でも、

表4-1 「女性の活躍推進に関する世論調査」結果（内閣府、2014）

1位（ア）	2位（イ）	3位（ウ）	4位（エ）	5位（オ）
56.5%	52.1%	31.3%	26.1%	24.7%

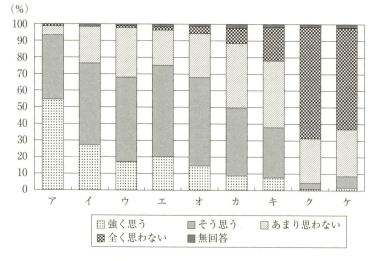

ア．子どもによい影響を与える
イ．男性も家事・育児を行うことは、当然である
ウ．家事・育児を行う男性は、時間の使い方が効率的で、仕事もできる
エ．男性自身も充実感が得られる
オ．仕事と両立させることは、現実として難しい
カ．家事・育児は女性の方が向いている
キ．妻が家事・育児をしていないと誤解される
ク．男性は、家事・育児を行うべきではない
ケ．周囲から冷たい目で見られる

図4-6 男性が家事・育児を行うことに関するイメージ

同じ項目での問いがあります（ただし持っているイメージをすべて回答する方法）。この調査での上位5項目と割合は、表4-1のとおりとなっています（項目は図4-6のア～オに同じ。複数回答）。

本学アンケートでの「強く思う」「そう思う」という回答とほぼ同じと捉えて本学と全国調査の結果と比較してみますと、学生の方が、男性が家事・育児をすることに対してかなり肯定的に受け止めていることが分かります。しかしながら、「仕事と両立させることは、現実として難しい」と思う割合は、全国調査が24.7％であるのに対して、本学学生は68％となっています。かなりの学生が男性には仕事との両立は無理だと考えていることが分かり、意識改革が本学の課題としてあげられます。

"イクメン"という言葉が市民権を得るようになり、男性が育児休暇を取得することが奨励されてはいるものの、厚生労働省の平成28年度調査[11]では男性の取得率は3.16％と低い状況に留まっています。働き方改革が政府主導で進められる中、職場でも家庭でも男女がともに支え合う環境を作るためには、一人ひとりの意識改革と行動変容が何よりも大切です。このことからも、教育の果たすべき役割の大きさが指摘できます。

7. おわりに

過重な労働が心身の健康を蝕むことは明らかですし、過労死という最悪の結果を招くことは絶対に避けなくてはなりません。一方で、働くことで人生が充実し、仕事を通して命を輝かせることができるのも事実です。最後に、キャリア教育を通して伝えたい内容として、人生において働く意味や仕事の持つ力について述べておきたいと思います。

救急医療の現場では、第一発見者の初期対応が患者の生死を分かつことから、患者に寄り添い鍵を握る人をバイスタンダーと呼んでいます。改めて考えてみると、救急現場に限らず日常生活においても、傍にいる人の支援やアドバイスが大きな影響力を持つことは言うまでもありません。ハラスメントをはじめ様々な問題も、傍で支えてくれる人さえいれば、深刻化する前に解決への道

が開けるはずです。本章の締めくくりとして、生涯を仕事にささげ命を燃焼し尽くした女性について取り上げ、バイスタンダーの存在の大きさについても考えてみたいと思います。

　高校の養護教諭を天職としてきた彼女は、筆者と出会う6年前に悪性胸膜中皮腫と診断され、緩和ケアを希望して諏訪中央病院の鎌田實先生のもとを訪ねていました。鎌田先生からは諦めず積極的に治療することを勧められ、もう一度病気と闘うことを決意して、満身創痍の状態で職場に復帰していました[12]。校長として赴任した筆者に、彼女から病気についての申し出がありましたが、俄かには信じ難いほど彼女は明るさとエネルギーに溢れていました。学校で生徒と接する間は痛みや不安も忘れ元気に振舞えているのだと分かり、仕事こそが彼女の命を支えているのだと感じました。死を覚悟した上で、最期の瞬間まで命を輝かせようとされている姿に圧倒され、できるだけの応援をしたいと思いました。しかし、無念にも出会ってから1カ月後に病状が急変し、緊急入院となってしまいました。もう職場復帰は難しいと判断され、ご家族が退職届を持参されましたが、彼女の生きる力の源は養護教諭でいることだと理解していたので、しばらく休職されることを勧めました。彼女にとって養護教諭が大切な仕事であるというだけでなく、学校にとっても命を削って生徒に接してくださる先生は、大切なかけがえのない存在でした。生徒たちは先生の入院を知って千羽鶴を折り、メッセージを届けました。入院後も先生とメールを続けていた筆者は、彼女にしかできない役割があるはずだと考え、生徒たちに「命の授業」をして欲しいと伝えました。彼女以上に「生きること」について語れる人はいないという確信がありました。彼女からのメールの返信が、「昨夜から、宿題に向き合っています。病室の天井を眺めるだけの生活から、張りが出てきて気分が変わりました。社会と繋がっている必要性を校長先生が仰ってくださったのはこのことなのだと我が身をもって実感しております」というものでした。自らのミッションを自覚することで死と向き合うだけだった時間が、命を輝かせる時間に変わりました。「若くして、脳梗塞と末期がんになった。でも誰かの役に立っている。私は決して不幸ではありません」という彼女の言葉の意味は深く、重いものがあります。

鎌田先生というバイスタンダーの存在で、彼女の命は最期の瞬間まで輝き、周囲を明るく照らし続けました。誰かの、何かの役に立っているという思いが、生きる力の根源になっていることを痛いほど感じます。彼女が自らの命を燃やして伝えようとしたメッセージは、確実に生徒たちが受け取りました。その瞬間に立ち会うことができ、彼女のバイスタンダーの一人となれたことに心から感謝しています。

　病気がQOL（生活の質）を低下させることは事実であり、病気は罹らないにこしたことはありません。ここまで一貫して、病気を予防するという観点に立って述べてもきました。けれども、どれほど注意していても、人は病気から完全に逃れることはできません。そのことを理解した上で、病気になっても、否、病気があるからこそ、仕事を通してこんなにも輝く人生が送れることを若者たちには伝えておきたいと思います。きっと、働くことの意味が変わってくるはずです。

　働くことは生きることそのものであり、「働く」とは「人のために動く」ことで、「はたらく」とは「はたをらくにする」ことだとの思いを持って働ける幸せを、今は感じています。

　これからを生きる学生たちに、仕事を通して自己実現を図りながら元気で豊かに歳を重ねてほしいと願い、大学におけるキャリア教育の在り方について考察してきました。次年度からは、「社会人基礎力」の育成などの基本的内容に加えて、生活習慣、食生活、ストレスコントロール、妊娠・出産、更年期障害、予防医療に関することなど、心と身体の健康について多角的に取り上げながら、本学独自のキャリア教育のプログラムを考えています。キャリア教育があってよかったと思える日が、いつか卒業生に訪れることを願ってやみません。

注および参考文献

1）　2017年12月に山口芸術短期大学芸術表現学科1・2年生75人、保育学科1・2年生226人、合計301人を対象に実施。285人から回答を得た（回収率94.7％）。
2）　高等学校保健体育科用教科書『最新保健体育』大修館書店（2010年）を参考にした。
3）　不妊の原因になるだけでなく、母体の「痩せ」による新生児の低体重が糖尿病・高血圧な

ど将来の病気のリスクを上昇させることが分かっている。
4) 厚生労働省『平成29年版過労死等防止対策白書』によると、平成22年からの約5年間で過労による精神障害で労災と認定された労働者の割合は、男女ともに30歳代以下の若年層で高く、特に、精神障害から自殺に至った事案は、男性では40歳代、女性では29歳以下に多かったことが明らかになっている。
5) サニー・S・ハンセン『キャリア開発と統合的ライフ・プランニング』福村出版（2013年）。原著が出版された1997年の時点で重要課題とされていた6項目に、2008年になって7番目の課題として、健康に関することが追加された。
6) 世界各国の政治家や経営者が集まるダボス会議の主催団体。2006年から各国の男女平等についての状況を経済、教育、政治、健康の4分野で分析し、ランキング化して公表している。
7) 特定非営利活動法人日本医療政策機構により実施。調査期間：2015年11月。調査対象：正規雇用者のうち疾患罹患のない者1,500人、婦人科系疾患のある者600人。レポートによると、調査結果を受けての見解として教育の充実をあげ、「若いうちから健康や妊娠・出産等のライフイベントを含めたキャリアプランニングをサポートする教育が、男女ともに必要である」と提言している。
8) 2018年2月28日開催の「女性の健康とライフデザイン」のパネルディスカッションにおいて、東京大学大学院医学系研究科産婦人科学講座教授大須賀穣氏が「女性が自由なライフスタイルを手に入れるためには、『健康に対する知識を身につける』、『健康に気をつける』、『異常があれば対処し、異常がなくても予防する』という3段階が肝心」と発言している。ここでは、家族、職場、国・自治体によるサポートの重要性が指摘された。大学もサポート役としてその一翼を担えることを、本章では提言しておきたい（2018年3月14日付け読売新聞）。
9) 内閣府『平成29年版少子化社会対策白書』によると、初産の平均年齢は年々上昇し、2015年には第一子の出生平均年齢が30.7歳、第二子では32.5歳、第三子では33.5歳となっている。
10) 2014年に、内閣府が全国の日本国籍を有する20歳以上の5,000人を対象に実施。回収率は60.7%。
11) 「『平成28年度雇用均等基本調査』の結果概要」（厚生労働省）によると、女性の育児休業取得率はピーク時に比べ低下しているものの81.8%であるのに対し、男性はここ数年増加傾向にあるとはいえ3.16%に留まっている。
12) この経緯については、鎌田實著『1%の力』、河出書房新社（2014年）に詳しく紹介されている。

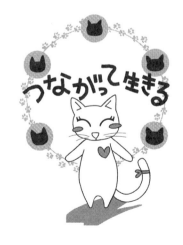

第5章
女性と福祉

1. イントロダクション

　筆者は現在、大学で勤務しています。…と世間で話すと、必ず「何を教えているの？」と聞かれます。この「何を」という質問の答えは意外と難しいものです。なぜなら、自分の研究分野を忠実に伝えようとすればするほど、一般受けしない難解な回答になってしまうからです。そこで筆者は、この質問を受けたときには、一言で「福祉(ふくし)」と答えることにしています。とはいうものの、この「福祉」という言葉は非常にあいまいな表現です。たとえば社会福祉学というある学問分野を指す場合もあれば、高齢者や障がい者の介護や支援といった専門的な職業種別を指す場合もあります。いわゆる社会保障としての制度・政策を意味する言葉として用いられることもあります。さらには、教育、医療、労働、文化などの組織的な活動を包括する広い概念として用いられる場合もあります。このどれかに限定することなく、こうした諸々の「福祉」をふくめて、「福祉を教えています」というのが筆者の答えです。
　誤解がないように付け加えると、筆者は「福祉」についてどんなことでも見識が深く、何でも教えられるなどと大それたことを言いたいわけではありません。むしろどの分野についても専門家の域に達していない自分を自覚しています。だからこそ、筆者が学生に教えたいと思っているのは、こうした諸々の「福祉」の根底に共通している何かなのです。
　さて、なぜこのような話からスタートしたかといえば、本章では、この「福

祉」と女性とを関連づけて論じたいと考えたからです。本書では「女性の健康とライフスタイル」というテーマが各章に貫かれています。このテーマが与えられたとき、筆者に何が書けるのか考えてみました。あれこれ考えた結果、背伸びはしたくないので、筆者の最も身近な領域に引き寄せて書くことにしました。福祉の用語について若干の解説を加えながら、持論を述べてみよう。それが「女性と福祉」というタイトルの本章になりました。

　話を戻して、「福祉」という言葉について、もう少し論を進めてみましょう。「福祉」に相当する英単語としては「welfare」と「well‐being」があります。「welfare」は造語であり、「well＝よく」と「fare＝生きる」という2つの単語が合わさってできた表現で、「より良く生きる」という意味だと言われています。一方の「well-being」という表現も、「well＝よく」という単語と、「be」の動名詞である「being」の組み合わせで、「より良くあること」という言葉になります。そう置き換えると、『女性と福祉』という章タイトルが、本書を貫くテーマ「女性の健康とライフスタイル」にマッチしているように思えてきませんか。やや強引ですが、「女性」と「福祉」というキーワードを結び付けることによって、女性がよりよく生きることを考えていきたい、というのが本章のねらいです。

　さらに少しだけ専門的な解釈をつけ加えるとすれば、「welfare」（時に「social welfare」）は生活保護などの制度に代表されるような事後的、補完的、代替的で従来的な「社会福祉」を指します。それに対し、「well-being」は個人の尊厳や自己実現、権利擁護といったこれからの「社会福祉」のあり方を表すのに用いられます。つまり、福祉は「welfare」から「well-being」への転換期にあるとも言えるのです。そのことを踏まえ、本章では、その過渡期にある「福祉」について、女性と関連づけて論じてみたいと考えました。

　なお、あらかじめ申し添えておくと、本章は社会福祉を研究してきた立場で書いているわけではありません。福祉の世界で様々な人たちと出会い、また筆者自身の経験を踏まえたうえでの、あくまで私論であるとご理解ください。

2.「福祉」とは

筆者は英語が得意ではないので、ここからは日本語の「福祉」について掘り下げていきます。福祉という言葉に使われている「福」「祉」という2つの漢字はどちらも「幸せ、さいわい」という意味を持ちます。つまり、「福祉」とは幸せの二乗！！「より幸せであること」を追求するという考え方です。…などと書くと、よくばりに聞こえるかもしれませんが、そういうわけではありません。「ふくし」を説明するのに、こんな語呂合わせがよく用いられます。

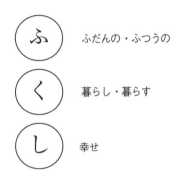

つまり、福祉が追求するのは、「ふだんの暮らしのなかの幸せ」であり、「普通に暮らすという幸せ」です。特別に豪華で恵まれた生活をめざすわけではなく、日常の暮らしが少しだけ豊かになるような幸せを求める。ふつうに平和で当たり前に暮らせていることに幸せを見いだす。それが「福祉」なのだと筆者は考えています。そして、そのことが学生に伝えたいと思っている何かなのです。

幸せを追求することは、決してよくばりではありません。なぜなら、幸せを追求することがこの国の憲法にも保障された権利だからです。日本国憲法第13条は「幸福追求権」と呼ばれています。この条文では、「公共の福祉に反しない限り」という条件をつけたうえで、「幸福追求に対する国民の権利は最大の尊重を必要とする」の明記されているのです。福祉は特別な人のためのものではなく、すべての人に認められた権利なのです。女性が人としての権利とし

て「ふつう」の幸せを追い求めています。求めている、そのような姿を描ければいいなと思い本章を書き進めました。

3.「女性」と「福祉」

　本題に入り、「女性」と「福祉」という2つの言葉の関係について考えてみたいと思います。この2つの言葉はとても親和性があります。

　まずは、「福祉の対象」としての女性です。ここでは典型例として母子家庭を取り上げてみます。時代を遡ると、1964年に「母子福祉法」（現在は「母子及び父子並びに寡婦福祉法」）が制定されました。そもそもは、戦争未亡人とその子どもを対象とした制度でした。生活力の弱い母子家庭の保護、子どもの健全育成などの観点から、公的扶助の徹底や母子寮（現在の母子生活支援施設）の整備、職業斡旋や職業技能の修得促進といった支援策が盛り込まれました。少しずつ改定されつつも、現代まで母子家庭支援の根幹をなす制度として受け継がれています。それは裏を返せば、いまだ母子家庭の貧困は深刻で、生活保護受給者もしくはその予備軍とされる家庭も多いことの現れです。さらに近年は、単身高齢女性の貧困の問題もクローズアップされています。高齢者世帯の生活保護率は高いですが、そのなかでも女性比率は高いことは周知の事実です。その背景には公的年金に給付金額の男女格差であり、さらにその背景には労働市場での男女格差があります。そして、こうした報道がされればされるほど、「女性＝弱者」「母子家庭＝憐みの対象」といった構図が描かれ、負のイメージがつきまとってしまいます。そのことが、さらに当事者の力を削ぐことにもつながるのです。このように、福祉の対象としての女性は、多くの場合、性差別の結果として生じています。それが現実的な生活困窮として現れる場合もあれば、偏見や憐みといった潜在的な意識の問題である場合もあります。

　「女性」と「福祉」のもう一つの結びつきは、「福祉の担い手」としての女性です。保育所や高齢者・障がい者の福祉施設では、職員に女性が占める割合が圧倒的に高いです。今は変更されてはいますが、「看護婦」「保母」といった資格名称が長年に渡り使用されてきた歴史からも、こうした役割が女性に期待

されてきたことがうかがえます。地域福祉と呼ばれる自治会活動や民生委員などの担い手も女性の割合が高いです。さらに「福祉」をよりよく生きるための支援と幅広くとらえるとすれば、家庭内での家事、育児や介護も含まれることになりますが、それらの担い手は女性である場合がほとんどです。「女性は本来、家庭に入り子を産み育て、生産労働を担う男性の支え手として家事労働をこなす存在である。さらに、家庭内で看護や介護の役割を担う。だからこそ、それらを担う職種も女性こそがふさわしい」。そんな考え方が男女問わず世間の人々の意識の根底にあるのではないかと思わずにはいられません。このように、福祉の担い手としての女性も、やはりこうした性差別の問題と深く関連しています。

　話が少し横道に逸れてしまいましたが、女性が「ふつう」の幸せを追い求めることを、この性差別が阻んでいるのではないか、というのが本章で筆者が問いたいことです。性差別という表現は少しきつく聞こえるかもしれませんね。そうであれば、「ジェンダー論」とも呼ばれる性別役割分業の固定、あるいは「母性愛神話」という女性への過度な賛美や期待と言い換えてもよいかと思います。

■ジェンダー論とは
　「ジェンダー」とは生物上の雄雌の区別を示すセックスと対比的に用いられる、文化的・社会的・心理的な性差を示す学術用語ですが、「ジェンダー論」として使われるときには、女性に対する差別や抑圧に対する運動的な意味合いが含まれていることが多いと言われています。
　たとえば伊藤公雄らによる『女性学・男性学　ジェンダー論入門』(2011)では、ジェンダーについて、次のように説明されています。「『男はこう（あるべきだ）』『女はこう（あるべきだ）』といった社会的枠づけや、『男らしさ』『女らしさ』といった『らしさ』を意味している。セックスは自然が生み出したものだが、ジェンダーはそうではない。ジェンダーは、人間の社会や文化によって構成された性なのである」。
　本章でも、この「あるべき」や「らしさ」といった枠組みへの反発の意味を含んで用いています。

> ■母性愛神話とは
> 　○○神話という表現は「理念と現実のくいちがいが覆い隠され、理念が現実に生きているかのように信じ込まされたもの」(学研『国語辞典』)と定義されるように、少し揶揄するようなニュアンスを含んで用いられがちで、「母性愛神話」も同様と理解できます。
> 　大日向雅美『増補　母性愛神話の罠』では「母性愛の崇高な面だけを賛美する風潮」を「母性愛神話」と呼び、「子育ては産みの母親にこそ最も適性が備わっているものだと主張し、その母の愛情を絶対的で崇高なものであると賛美してきたこれまでの母性観は、母親たちの実態とかけ離れた幻想に過ぎないと断言できる」と述べています。

4. 福祉の対象としての女性 ―「母子家庭の母」を生きる―

　先にも触れましたが、あらためて母子家庭の母を取り上げてみたいと思います。母子家庭の問題は、現実的な生活困窮と偏見や憐みといった人々の意識の問題の両面があることはすでに指摘したとおりです。このうち生活困窮についてはマスコミなどで頻繁に報じられているし、女性の生き方を語るという本書にとってはあまりに重すぎるテーマであるので、ここでは言及しないことにします。ここでは、後者の母子家庭に対する人々の偏見的な意識、あるいはそれによってもたらされている不利益について語ってみたいと思います。

　なぜそのことを筆者が語ろうと思ったのかといえば、筆者自身が母子家庭の母だからです。母子家庭に対する世間の負のイメージを、身をもって体験してきました。誤解がないように断わっておきますが、母子家庭であることで筆者が実質的な差別を被った記憶はほとんどありません。むしろ気遣われた経験の方が多いです。その恩をあだで返すようで、本章を書くことを躊躇する気持ちもありますが、あえて書くことにしました。一番伝えたいことをまず書いておくと、それは、母子家庭の母を気遣う発言や態度は、時に相手を傷つけ、精神的なダメージを与えるということです。

　新たに知り合った人に家族のことを聞かれ、母子家庭であることを伝えた時

の相手の反応はだいたい次の３つに分かれます。
① 答えに困って沈黙。場に重い空気が漂う。
② 「あっ、ごめんね」と脈絡なく謝られる。
③ 「大変だね」「がんばってるね」と励まされる。

どの場合も、その言葉には同情や憐みの気持ちが漂っている…と感じるのは、卑屈な筆者の思い込みなのかもしれないと思って、同じく母子家庭の母に聞いてみると、やはり同じ感想でした。母子家庭の母の「あるある」体験らしいです。さらには、母子家庭の母だけでなく、一定の年齢を超えた未婚の女性にも「あるある」の体験らしいです。

この現象が厄介なのは、それを発した人たちに悪気がないことです。けっして、母子家庭の母や未婚の女性を非難したり、排除したりといった感情があるわけではないのです。そこにあるのは、一種の同情や憐み、そして自分とは異次元の世界の住人に接しなくてはいけないという戸惑いなのです。この「異次元の世界」という表現は言い過ぎかもしれませんが、的は得ていると自信はあります。なぜなら、時に、彼らは、「なんで？」「いつから？」と興味深そうに質問してくるからです。なかには「いいなー」と羨ましがる人もいます。考えてみてください。ほぼ初対面の相手に、たとえば「なんで結婚しているの？」「いつから夫婦？」なんて聞かないでしょうし、ましてや「結婚しているんだ、いいなー」なんて言わないでしょう。母子家庭の母や未婚の女性は自分たちとは違う世界にいると思うからこそ、興味をそそられるのです。そして、決して心から「羨ましい」と思っていないであろうことが、その勝ち誇ったような響きから読み取れるから、ますます卑屈になってしまいます。

しつこいようですが、彼らに悪気はありません。ではなぜそうした発言が出るのでしょうか。それはこの福祉の世界（世間一般と言い換えてもたぶん問題ないとは思いますが）にはびこる「ふつう」の基準に、母子家庭の母や未婚の女性があてはまらないからに他なりません。「ふつう」ではないから「ふつうの幸せ」が得られていないと短絡的に決めつけてしまうのでしょう。

福祉の施策では、近頃、「母子家庭」に代わり「ひとり親家庭」という言葉が用いられることが多くなりました。それは言うまでもなく「父子家庭」もま

た同じく福祉の対象として認知されるようになったからに他なりません。「母子家庭」という言葉がもつ悲哀に満ちた響きよりも、どこか温かみがあるようにも聞こえます。当然ながら対象となる家庭数も増えるため、「異次元観」が少し薄らいだ気もします。しかし、よくよく考えると「ひとり親家庭」という言葉は「ふたりの親による家庭」との相対的な用いられ方です。「ふたり親家庭」が標準（＝「ふつう」）であり、そこから外れた、あるいはそこに満たない家庭だという、新たなレッテルのようにも感じられます。結局は「ふつうでない」という新たな枠組みなのです。

　もちろん、親が一人より二人の方が家事や子どもの世話を分担できるメリットは否定しません。収入だって、一人で働くよりも二人の方が多いことは歴然です。だから「大変だね」という言葉かけは間違ってはいないかもしれません。「がんばってるね」もある意味、当たっています。でも「ふたり親家庭」の母親よりも「ひとり親家庭」の母親の方が大変で、よりがんばっているかといえば、それは比べることはできません。大変やがんばりの内容が違うかもしれないからです。だからこそ、労ってもらうのではなく、「お互いがんばろうね」と同じ母親として対等な関係でありたいと私は思っています。

　子どもに注がれる愛情は、親の数が２倍になれば単純に２倍になるわけではないし、家庭の幸せをもし測ることができたとすれば、「ひとり親家庭」は「ふたり親家庭」の半分ではない、そんなふうに思っています。だから子どものことも、かわいそうだと憐れんでもらいたくはありません。それぞれの家庭にそれぞれの「ふつう」があるというのが筆者の持論です。

　少なくとも筆者自身は、「ふたり親家庭」を維持することに疲れ果て、自ら選択した「ひとり親家庭」を後悔したことは一度もありませんし、その選択をしたからこそ「ふつう」の幸せを手に入れることができたと思っています。もちろん、それは周囲の協力あってこそ、世間一般からするとかなり恵まれた「ひとり親家庭」なのかもしれません。そうでない「ひとり親家庭」がたくさん存在することもまた事実です。

　では福祉はどうあるべきなのでしょうか。それは、親の数で対象家庭を分類するのではなく、それぞれの家庭の困難の種類（たとえば貧困や保育の必要性

等)とその度合いに応じた支援や施策を考えていくことではないでしょうか。母子家庭だからではなく、たまたま今、働けない状況だから経済的な支援が必要なのです。同じように、母子家庭だからではなく、子育てのための人手や時間が十分に掛けられない状況だから、保育という支援が必要なのです。本章で訴えたいのは、「母子家庭＝困窮」「母子家庭＝かわいそう」という世間の見方が、あるいは「母子家庭」という制度上の枠組みが、一種のスティグマを生じさせていることです。いつの日か、福祉の制度から「母子家庭」という言葉が消えることが、新たな福祉のスタートなのではないかと期待しています。

> ■スティグマとは
> 「スティグマ」の起源はギリシャ語で、奴隷や犯罪者の身体に刻印されたしるしのことを言います。そのことから、恥辱、汚名、負の印、名折れ、烙印など、いわゆるネガティブな意味でのレッテルという意味で用いられるのが一般的です。
> 「福祉の対象」であることで、社会からの差別や社会的な不利益が生じ、当事者に屈辱感や劣等感を与えることがあります。それがスティグマです。その典型が公的扶助(生活保護)だと言われています。「母子家庭」という枠組みもスティグマの要素を含むと、筆者は考えています。

5. 福祉の担い手としての女性
――「主婦」「おかあさん」というアイデンティティ――

「福祉の担い手」という用い方をするとき、「福祉」は何らかの仕事を意味します。それはたとえば介護施設の職員や保育士といった職業の場合もあれば、家事や介護、育児といった役割の場合もあります。そのどちらも女性が占める割合が多いことは、すでに述べました。本章は職業としての福祉の担い手を対象にしているわけではないので、ここからは後者について話を進めていきます。

家事や介護、育児といった仕事は、家族内のメンバーが行う限り、対価が支払われません。やってもやらなくてもよい仕事だからではもちろんありませ

ん。家族一人ひとりの生活を成り立たせるために誰かがしなくてはいけない重要な仕事であるにもかかわらず、対価が発生しないのです。こうした労働は、賃労働、つまり賃金を持ち帰ってくる労働やそれを担う者を影から支える補助的な仕事であるという意味で、「影の仕事＝シャドウ・ワーク」と呼ばれてきました。そして多くの場合、賃労働を担うのは男性（夫）で、シャドウ・ワークを担うのは女性（妻）という組み合わせになっています。妻のことを示す「家内」「奥さん」という呼び方そのものが陰の存在であることを連想してしまいます。

　こうした性差別の構図を打破せねばという風潮が「男女共同参画」や「一億総活躍社会」という言葉を生んだのでしょう。しかし皮肉なことに、多くの女性が本当にそれを望んでいるのかは疑問です。たとえば大学で女子学生に理想の将来像を尋ねると、「専業主婦」という答えが少なからず返ってきます。資格・免許を取るために入学してきた大学であっても、その状況です。時代がどんなに変化していても、やはり彼女たちの心のどこかには「ふつう」の幸せを追い求める気持ちがあり、その「ふつう」は男性が外で働き、女性が陰で（家のなかで）それを支えるという夫婦像なのだろうなとつくづく思い知らされます。献身的に尽くす「女らしさ」を思い描いているのかもしれません。

　かく言う筆者も、若いころは、職業欄に「主婦」と書くことへの憧れを持っていました。「主婦」が職業なのか否かという議論は別としても、女性としての生き方やアイデンティティを表す言葉であることは間違いありません。なぜなら、「主婦」という言葉は「主人」という言葉と対になって存在するからです。辞書によると、主婦とは「一家の主人の妻で、家事をきりもりする人」と定義されます。家で家事を主にする人のことを「主婦」と呼ぶわけではないのです。つまり筆者のような独り身が、自分のため、あるいは子どものためにどんなに家事をしても主婦にはなれないのです。だから、極端に言ってしまえば、職業欄に「主婦」と書くということは、主人のために自分が存在しているということを自他ともに認めるという行為ということになります。

　これが「兼業主婦」になると、アイデンティティとしての要素がさらに高まります。パートタイムなのかフルタイムなのかの違いはあるものの、彼女らは

何らかの職業を持っています。そうであるにもかかわらず、その職業とは別の「主婦」という肩書きを名乗っている。「主婦」というアイデンティティに自らの存在を意味づけているのです。

同じくシャドウ・ワークと言われる子育てや介護となると話はもっと複雑です。それは、夫と妻という1対1の関係ではなく、そこに子どもや介護される人（多くは親）の存在が加わるからです。「母」あるいは「嫁」という新たなアイデンティティを身にまとうことになります。

■アイデンティティとは

「アイデンティティ」の辞書的定義は、「自己が環境や時間の変化にかかわらず、連続する同一のものであること。主体性。自己同一性」とかなり難解です。

しかし一般的には、「他人ではない、自分らしさ」「他と区別された独自の性質」「自分が考える自分」などと解説されることが多いです。筆者なりの言葉に言い換えると、「自分が何者であるか」という問いへの答えがアイデンティティです。

一方で、「帰属意識」と関連づけて解説されることもあります。その典型例として「日本人としてのアイデンティティ」という用いられ方があります。つまり、他との関係のなかに自分の存在を位置づけているわけで、これも「自分が何者であるか」という点では共通しています。

折しも、本章を書いている今、ある歌の歌詞がネット上で炎上しているというニュースが流れています。そのタイトルは、ずばり「わたしおかあさんだから」。賛否両論とはいうものの、注目を浴びるのはたいていが批判の声。「子育てを最優先する献身的なお母さん像をのろいのように押し付けている」というコメントを目にし、今回のテーマに何か関係あるかもしれないと聴いてみました。

意外とアップテンポな曲というのが第一印象。自由に一人暮らしをしていた女性が、「おかあさん」になって生活が一変する、そんな歌詞が続きます。好きなことして、好きなもの買って、自分のことばかり考えていた生活だった「あたし」が、「おかあさん」になると、服も、ご飯も、テレビ番組までもすべ

て子どもばかり。早起きして、苦手な料理を作って。「日本中のママたちの話をきいて作りあげた」と作者が語るように、思わず「わかる！」と言ってしまいそうなエピソードばかり。「新幹線の名前を覚える」なんてフレーズには思わず笑ってしまいました。

　ところが、後半になると、少し印象が変わっていきました。音楽のテンポが変わったからではなく、自分のなかでどことなく違和感が生じ始めたのです。

　　あたし　おかあさんだから
　　こんなに怒れるの
　　あたし　おかあさんだから
　　いいおかあさんでいようってがんばるの
　　あたし　おかあさんだから
　　あたしより　あなたの事ばかり

　そして最後はこんなふうに締めくくられている。

　　あたし　おかあさんになれてよかった
　　だって　あなたにあえたから

　歌詞をここですべて紹介することはできないため、うまく伝わらないかもしれませんが、筆者のなかに生じた違和感を言語化してみたいと思います。きっと「あたし」は、今だっておしゃれもしたいし、好きなものを食べたいはずです。仕事だってバリバリしたいかもしれないし、夜中に遊びに行きたいこともあるはず。でもそんな気持ちには自分でも気づかないようにしているのです。だって、「おかあさん」だから。子どものことばかり考えることが私のしあわせと思い込もうとしているのではないでしょうか。筆者自身、思い当たる節も多くあります。正直に書けば、本当の気持ちはそうじゃないよねと見透かされたような気持ちになりました。なのに、最後に、「おかあさんになれてよかった」ときれいに締めくくられています。そのことに違和感を覚えたのです。

「いいおかあさん」でいることは、自分のしあわせと引き換え。そんなふうに言われている気がしました。きっと作者はそんなことが言いたかったわけではないのでしょう。ある記事には、がんばっているおかあさんへの応援歌にしたいと書かれていました。それなのに、歪んだ解釈ばかりが表に出てきています。きっと「母性愛神話」を賛美する風潮への反発のようなものがこの歌に集中してしまったのでしょう。これが、「おかあさん」だけど、自分のことを大切にしたい、自分らしく生きたいという終わり方だったら、作者がめざす「応援歌」になっただろうにと残念でなりません。

　話が逸れてしまったので、福祉に戻します。福祉には「レスパイトケア」という考え方があります。子育てや介護をしている家族に対し、一時的にケアを代替し、リフレッシュを図ってもらうという家族支援の考え方です。日本では1976年に「心身障害児（者）短期入所事業」という名称で、障がいのある人（子どもを含む）を施設に短期間宿泊させる事業（ショートステイ）がスタートしました。しかし、この事業が日本で定着するにはかなりの期間を要しました。40年以上経った今でも、本来の意味合いで定着しているかはかなり疑問です。なぜなら、家族の病気や事故、冠婚葬祭などのいわゆる「社会的な事由」や介護疲れを理由とした利用は増えてきていますが、旅行やレジャー、あるいは趣味の時間を過ごしたいという理由で利用する人はほとんどいないからです。リフレッシュという本来の目的から考えると、決して間違った使い方ではないはずなのに残念です。

　筆者が福祉の現場で働いていたときのことを振り返ると、レスパイトケアの利用の際には必ず理由を尋ねていました。あくまでも形式的な質問に過ぎず、特段に意識することはありませんでした。ところが、ある時、その質問にプレッシャーを感じてしまうと話してくれた母親がいたのです。「障がいのある子どもを預けるなんてかわいそう」「母親なのだから自分が面倒みるのが当たり前」そんな声がどこからともなく聞こえ、「自分の時間が欲しい」と考える自分を責めるのだと、その人は語ってくれました。この国の福祉水準の低さを実感した瞬間でした。福祉の制度やサービスの質の水準の低さではありません。福祉に対する人々の意識の低さがそこにはありました。

今、改めてその時のことを回想しながら、この「声」はどこから聞こえてきたのだろうかと考えてみました。想像の域を出ませんが、彼女自身の声だったのではないかと思えてなりません。母親は家族のために献身的に尽くすことが当然、そんな「母性愛神話」の呪縛が福祉の世界に蔓延していたことを、この歌詞をきっかけに思い出しました。

「主婦」や「おかあさん」というアイデンティティは、「家族のために献身的に尽くさなくてはいけない」という無言のプレッシャーを、自分自身に与えてしまうことがあります。そのことで、本当の「自分らしさ」を見失ってしまうのです。妻であっても、母親であっても、1人の女性として、「ふつう」の幸せを求め、自分のために時間を費やすことが許される、そんな福祉を切に願ってやみません。

6. これからの「女性と福祉」

本章を執筆するにあたり、何冊かの書物を改めて手にしました。そのなかで、もっとも印象に残った一節を最後に紹介しておきます。本の題名は『女性福祉とは何か──その必要性と提言』。本章のタイトルすばりです。著者の林千代は次のように記しています。

「女性は、独りであるいは子を連れて生きるにはあまりにも社会的弱者であり続けた。弱者には、対して強者がいるだろう。誰があるいは何が強者なのかを追い、明らかにするのは社会福祉の課題であり、女性福祉の最終目標も、ここにあるといえる」。

そのとおりだと思います。社会的弱者に仕立て上げたのは、社会にはびこる女性への過度な賛美や期待（＝「母性愛神話」）です。それに反発して、本章のなかで筆者は、社会的弱者として同情されるのはごめんだと強がってきたように思います。筆者のように貪欲に「ふつう」の幸せを追い求める姿は、世間からみれば強者に映るかもしれません。でも誤解しないでください。決して強者になりたいわけではありませんし、現に強者ではありません。

少し年長の方と話をしていると、「今どきの女性は強くなった」といった言

葉を聞くことがあります。そのたびに、そうではないと否定したい気持ちになります。強くならないといけないのは、本当は強くない自分を自覚しているからです。強くならないと幸せをつかめないのではないかという漠然とした不安があるからこそ、筆者を含めた「今どきの女性」は強がって生きているのです。

でも、本当は、自分を弱者に仕立てているのは、社会ではなく、自分のなかにあるジェンダーな考え方や「ふつう」を追い求める心なのかもしれないとも、本章を書きながら思い直しました。強いとか弱いとか関係なく、「自分は自分でいい」。誰もが肩肘を張ることなく、自分らしく生きていける世の中、そのことが「ふつう」の幸せにつながっていくような世の中を作っていく、それがこれからの福祉がめざす方向性になればいいなと思っています。

参考文献
1) 大日向雅美『増補 母性愛神話の罠』日本評論社（2015）
2) 伊藤公雄・樹村みのり・國信潤子『改訂版 女性学・男性学ジェンダー論入門』有斐閣（2011）
3) 加藤秀一『はじめてのジェンダー論』有斐閣（2017）
4) 林千代『女性福祉とは何か その必要性と提言』ミネルヴァ書房（2004）
5) 鷲田清一『だれのための仕事 労働 VS 余暇を超えて』講談社（2011）

第6章

デザイン思考を取り入れて心も体も健康に働くには
— 基礎デザイン課外ゼミの実践 —

1. はじめに

　少子高齢化が進む日本において、50年後も人口1億人を維持し、国民の誰しもが職場・家庭・地域で活躍できる「一億総活躍社会」の実現に向け、「働き方改革」の取り組みが進められています。働き方改革により、仕事ぶりや能力の評価に納得して働きたい若者や、時間・場所などに制約されず出産・子育て・介護などと仕事を無理なく両立したい女性の希望を叶えるための対応策が立てられています。特に、ポテンシャルを秘めている女性の就労機会の促進を目的として「女性が輝く社会」を作ることは、最重要課題の一つとして位置付けられており、若い女性が活躍できる機会は広がっているといえます。

　一方で、「最近の若者はゆとり教育で育ったから、忍耐が無くすぐに辞めてしまう」などと言われることも、しばしばあります。ところが、ここ10年間の大学卒業後の3年以内の離職率は、ほぼ横ばい状態です[1]。それにもかかわらず、若者の離職率について取り沙汰されているのは、離職理由に変化があったからだと推測されます。労働時間・休日・休暇の条件などへの不満以外に、「思っていた仕事ではない」という、仕事内容のミスマッチや、「下積み期間が長く、その後のステップアップが明確でない」という、その会社で長く働いていく上での将来性の不安が挙げられます。また、「部下への対応や業務のルールがその日の気分で変わる、メンバーによって対応が異なる、上司や同僚からフォローアップがない」など、いわゆるパワハラとまではいかなくても、「上

司に頼れない」といった精神的な面での労働環境への不安があるからではないかと考えられます。

　誰しもが、性や年齢などにかかわらず、自らの意思と能力を持って様々な働き方や生き方に挑戦できる社会の実現を望んでいます。しかし、その社会の実現のためには、自らがその機会を掴むことが重要であり、受動的であってはいけません。筆者らは、よりよく生きるための考え方を、デザイン的思考と結びつけることが、ワークライフバランスを確保して健康に柔軟に生きていくためのヒントとなるのではと考え、本大学の特徴的な教育研究活動としての「デザイン教育メソッド」の研究開発とその実践を進めています。本章では、この2年間公開講座として取り組んできた「基礎デザイン課外ゼミ」の背景と成果を述べるとともに、デザイン的思考の実践が健康に働くための精神的よりどころとなることを議論します。

2. デザインの意義

　デザインという言葉の語源は、ラテン語の「Designare」にあるといわれています[2]。Designareは「計画を記号に表す」つまり図面に構想を書き表すという意味です。一方で現代社会には"デザイン"という言葉が溢れています。思いつくだけでもインテリアデザイン、ウェブデザイン、グラフィックデザイン、照明デザイン、パッケージデザインといった具体的なものから、環境デザイン、コミュニケーションデザイン、商業デザイン、情報デザイン、ユニバーサルデザインといった抽象的なものまで、あらゆる分野にまたがります。すなわち、"デザイン"という言葉は、日用品のデザイン（工業製品の意匠）から街全体のデザイン（景観計画）という複雑なものまで、人間が構想した目に見える環境のあらゆるものの総称として使用されているといえます。

　デザインとは、"コンセプト"や"ビジョン"に従って戦略的に事業計画を立てること、また人が理性や感性を使って"イマジネーション"や"インスピレーション"といった見えないものを創造することによってそれを具現化することです。そのため機械やロボットにはできないとされています。ある種、人

間にしか成しえない技能であり能力です。ただ、その能力は非常に属人的であり、各分野でも一握りの超一流のデザイナーだけがもてはやされ、特別な存在となっています。そうした超一流のデザイナーがデザインした作品（製品）は、いわゆるブランドを形成し、場合によってはアーティストと区別のつかないデザイナーも存在します。

3. モダンデザインの発祥

　バウハウス（ドイツ）に始まるモダンデザインの発想に立ち返れば、デザイン行為の本来の目的は、産業革命後に大量生産されるようになった工業製品の意匠にあります[3]。第一次世界大戦直後のドイツは、工業製品の粗悪な印象が原因で欧州各国（イギリス、フランス、イタリア等）に立ち遅れていました。大量生産される商品には、幅広い層の人々（大衆）に受け入れられる意匠が必要ですし、一部の人（マニア）が気に入って購入すれば目的が達せられるアート作品とは性格がまるで異なってきます。アート作品は基本的に一品主義であり、作品に記名（サイン）があるのが基本です。作家の個性的な表現に共鳴したマニア（富豪や画商）が、その作品を購入すれば目的は達せられます。場合によっては、時代を経て、未来のマニアが再評価し、過去のアーティストを発掘することも起きています。アート作品が作家の死後に世間に認められるケースも多々見受けられます。

　これに対して、デザインは大量生産することを前提に創作が行われます。したがって、作品に記名されることは原則あり得ません。依頼主（クライアント）の要請に応じて、工業製品に求められる機能やイメージを具現化します。アートが自己主張や自己実現を目的とするのに対し、デザインは依頼主の要望を満たす中で、「美・快・楽」のイメージを追求し、製品の機能を可視化します。この考えは、製品のパッケージデザインや広告のポスター等のデザインにも共通します。すなわち、プロのデザイナーは黒子に徹し、依頼主の要望に合わせて、それをより高い次元で具現化できる能力が必要です。この点が、アーティストとの大きな違いで、自己実現の欲求が強すぎると、依頼主の要請を無

視して自己満足のデザインに陥る危険性をはらんでいます。そのようなデザイン作品は、プロの世界では「ゴミ」として廃棄される運命となる場合もあります。

　より多くの人が受け入れる魅力的な意匠の開発手法の確立を目指して、モダンデザイン発祥の拠点となったバウハウスが誕生します[3]。第一次世界大戦後にドイツ革命が勃発し（1918年）、ドイツ帝国が崩壊してワイマール共和国が成立します。そのワイマールに、工芸学校と美術学校を合併した「国立バウハウス」が設立されました（1919年）。初代校長はモダニズムを代表する建築家のバルター・グロピウスでした。グロピウスは、宣言において、「手仕事を重視すべきこと、総合芸術である大建築の下に全ての造形活動を再統一すること」を強調し、建築を芸術の最高位として位置付けました。バウハウスとは造語で、ドイツ語で「BAU（建築）の HOUSE（家）」という意味です[2]。

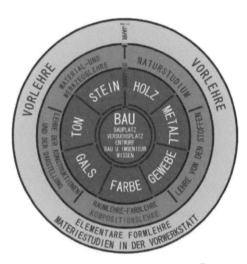

図6-1　バウハウスの教育課程[4]

4. バウハウスの教育理念

　図6-1は、バウハウスの教育課程であり、中心に最終目標となるBAU（建築）が位置付けられています[4]。一番外周を占めているのが、この教育課程の入り口となるVORLEHRE（予備課程）です。当時、この予備課程を担当していたのは、スイス出身の芸術家ヨハネス・イッテンやパウル・クレーらで、初期の教育内容は合理主義的（機能主義的）なものと表現主義的（精神主義・芸術的）なものと不分離な教育内容でした。1922年からバウハウスに参加したロ

シア出身の画家ワシリー・カンデンスキーの影響で、構成主義的な造形教育が開始されます。この内容が、図6-1の外周から2番目の下側に位置付けられた「COMPOSITIONSLEHRE 構成教育」です。予備課程と構成教育を基本とするデザイン教育手法の追求が初期のバウハウスの試みであり、その手法の延長線上にモダンデザインやモダニズム建築の開化があったと推察されます。モダニズム建築の象徴とされるのはグロピウスにより設計されたバウハウスの「デッサウ校舎」(1926年) です。バウハウスは1925年にドイツ・ワイマール (図6-2) からデッサウに移転し「デッサウ市立バウハウス」となっています。その後、デッサウ校は1932年に閉鎖し、ベルリンに移転します。しかし、1933年にはナチスの圧力の下に、解散に追い込まれています。その活動は、わずか14年間でしたが、第二次世界大戦後の世界にバウハウスの教育理念は広がっていき、現代のデザインの源流として位置づけられています。

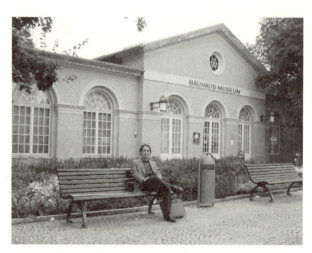

図6-2　バウハウス・ワイマール博物館

5. 大学での基礎デザイン教育研究

　バウハウスの予備課程教育では、デザインの基礎を学ぶための「試み」が行われ、当時の学生作品が残されています。筆者の一人は、約15年前にドイツ・デッサウやワイマールを訪れ、それらの作品を鑑賞し、イッテンやカンデンスキーを中心とするバウハウス教師陣の試行錯誤の足跡を調査しました。それは、デザイン教育メッソドを確立するための教材開発の試みであったと理解されます。ただ、図6-3に示した作品群[4]に対する説明はほとんど残されてはおらず、イッテンやカンデンスキーの真の意図は計り知れません。その後、イギリス、スイス、イタリア等のヨーロッパ各地で調査を続け（科学研究費特定領域研究の支援を得て）、バウハウスの予備課程教育の影響が現在の各国のデザイン教育にどのように反映されているかを確認しようとしましたが、その痕跡はほとんど残されていませんでした。この意味では、バウハウスでの教育メソッドの追求は試みに終わり、その後継承され確立されているとは考えられません。日本の美大・芸大等の入試試験で出題される各種の課題は、こうした予備課程教育で試みられた「構成課題」の影響を受けたものが多く、その訓練を行っているのは受験予備校であり、目標とする各美大・芸大の出題傾向に合わせた課題となっているようです。美大・芸大入学後は、こうした基礎技術は身に付けているものとして、応用美術・応用デザイン課題作品の制作の教育研究がなされ、デザインの基礎を大学で学ぶ機会はほとんどありません。その中で、日本で唯一の「基礎デザイン学科」が武蔵野美術大学に設立されているのは秀逸のことであり、ユニークな存在です。

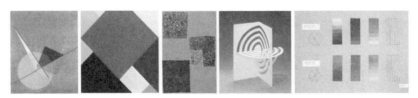

図6-3　バウハウス予備課程での作品群[4]

一方、筆者の一人の前任地である山口大学では、旧教養部の改組に伴って、1995年4月に工学部に「感性デザイン工学科」が設置され、デザインと工学の融合を目指すユニークな建築系学科としてスタートしました。当時は、教養部の教師陣から物理学、哲学、ドイツ文学、英語、心理学など、幅広い分野の教師陣を迎え、これに工学系（建築、情報、数学、機械）の教員が加わり、30人近い教師陣で学生定員50人の小規模学科を指導する贅沢とも言える状況が生まれました。いわゆる、リベラルアーツ教育と専門教育の融合としては理想的な環境を学生に提供していたといえます。その中で、デザイン教育の基礎を教授する教員がいないことから、基礎デザイン教育の研究者で広告デザイン（ビジュアル）分野のデザイナーを教員として迎え、大学での「基礎デザイン教育」がスタートします。

感性デザイン工学科という名称に惹かれて、日本全国から志の高い学生が集まっていましたが、入試問題に美術・デザイン関連の出題はなく、学生のデザイン感性は原石の状態で、4年後（学部卒業）や6年後（修士修了）にデザイン職を目指すには基礎から鍛え直す必要がありました。そのため、講義の時間とは別に毎週土曜日を「特訓」の日に当てる「基礎デザイン課外ゼミ」が始まったのです。担当は、着任した教員のボランティア活動に支えられました。そこでは、基礎デザイン教育の要でもある「コンポジション・レッスン」を中心とした実践がスタートしました。「コンポジション・レッスン」は「基礎課程」と「工芸」や「建築」などの専門の教育課程との中間に位置し、「繋ぐ」ことを目的とした「教育課程」として捉えることができます[5]。年間を通して70週以上の土曜日や夏休み期間の特別セミナーを含めた徹底的な訓練が行われました。朝9時に課題が出され、夕方4時過ぎに講評が行われるスタイルで、色彩・平面・立体（油土、紙）構成および鉛筆デッサン等の多様な課題が出題され、色彩感覚・企画力・発想力・構成力・描写力が総合的に鍛えられました。時間制限の中での作業により、マネジメント能力の養成や全員の前での講評による競争原理も働き、Plan・Do・Check・Actのいわゆる PDCA を回しながら、らせん階段を上るように、より高度の課題をこなしていくなかでデザインセンスが磨かれました。3、4年後には就職活動に必要なポートフォリ

オ制作を行い、他大学の美大・芸大生との競争を勝ち抜き、多くの学生がデザイン職を獲得しています。現在、「基礎デザイン課外ゼミ」を体験した卒業・修了生が、海外のデザイン現場を含め日本全国で活躍しています。この中で、著者の一人は「デザイン教育メソッド」の有効性の評価を試みています。その成果は、学生の博士論文として纏められ[4]、デザイン作品の客観的な評価手法の確立にも貢献しています。

　その後、約16年間で60人以上のデザイナーを輩出した教員の退職に伴い、山口大学の「基礎デザイン課外ゼミ」も終焉します。筆者の一人は、山口大学を退職した後に、本大学（山口学芸大学、山口芸術短期大学）に職を得て、デザイン教育の必要性を再認識し、共著者らとともに2016年度6月より本大学の「基礎デザイン課外ゼミ」をスタートさせました。受講者は、本学の学生、他大学の学生、社会人、小学生等で、筆者らも受講者の一員です。受講者の中には、かつて感性デザイン工学科で「基礎デザイン課外ゼミ」を体験した2名の社会人も含まれ、また指導者は大学院博士課程感性デザイン工学専攻を修了した照明デザイナーを外部講師として迎えています。

　短期大学では、2年間の教育期間中に、プロの現場で要求される各種の応用デザイン課題に対応できる能力を短期間で養成する必要があります。短期大学の2年間は短く、就職活動が始まるまでの準備期間は実質的に1年間以内です。この期間中に、感性デザイン工学科で開発された「デザイン教育メソッド」を、そのまま導入することは不可能です。4年制の大学では、少なくとも3年以上のデザイン教育訓練の時間が確保できますが、本大学では1年間でデザインの基礎を確立する必要があります。そこで、「デザイン教育メソッド」の中でも基本的な、「色彩」と「平面」のコンポジション・レッスンに的を絞り、この中から必要最小限の構成でデザイン課題の選択と難易度の調整を、外部講師との共同作業で実践しています。筆者らが直接、学生や社会人と一緒に基礎デザイン課外ゼミに参加し、厳選された課題をこなしていくことで、本大学にとって必要な「デザイン教育メソッド」の確立を進めています。

6. コンポジション・レッスンの流れ

　コンポジション・レッスンでは、色彩、形態、素材、質感といった造形の各エレメントを、ルールや制作マナー（時間制限を守るなど）に従って、制作していく実習を通して、デザインの基礎を学びます。基本的なデザイン専門知識の習得に加え、発案力の養成や論理的思考・創造性の向上、さらには、現場での常識的なマナーを学習します。下図、図6-4に示す基礎デザイン課外ゼミの流れに沿って説明します。

　① 出題
　受講者は、指導者による課題の説明を聴き、出題された課題の意図を理解します。それと同時に、出題内容から完成した制作物をイメージする想像力や、不明な点は質問をしてすぐに課題解決する決断・実行力が求められます。

　② エスキース・下書き
　エスキースとは、出題された課題からイメージしたものを、課題の条件やルールに合うよう、試行錯誤を繰り返しながら、スケッチしていく作業です。ここでは、固定観念に囚われず、より多くのアイデアを柔軟に描き出すことで、発想・企画力とともに表現力や描写力を養います。

　さらに、描き出したイメージをもとに指導者からアドバイスを受け、微調整を加えた後、精密にボードに書き写します。下書きを終えたら、残り時間と作業量を勘案し、全体のスケジューリングを行います。

　③ 彩色
　②で立てた明度や色味の計画をもとに、色面に色を塗る作業を行います。計画した色を正確

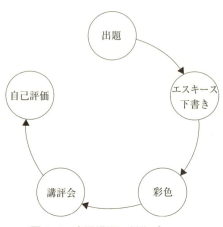

図6-4　実習課題の制作プロセス

に再現し、塗りムラのないように美しく仕上げます。最終的には、白で修正するなどして、全体を整え「美・快・楽」の評価が高くなるように工夫します。

④　講評会（図6-5参照）

完成した制作物を提出し、指導者による評価を受けます。時間内に完成できなければ、指導者による評価を得ることができません。この時、制作物は評価の高い順（左から右、上から下）に並べられるため、他者の課題と比較し、問題点や改善点を分析することができます。指導者による質問に、明確に完結に答えることができるよう、"なぜこのようにしたのか"という意図を持って制作することが求められます。この点は、デザイン作品制作の基本であり、プロのデザイナーはクライアントの質問に的確に答えることが要求されます。いずれのレイアウトや配色もすべて、その意図を明確にする必要があります。

⑤　自己評価

指導者から、評価に関するコメントを受け、改めて自身の制作物と他者の制作物とを比較して、きちんと制作できた点、改善が必要な点を見極め、次の課題に活かすための対策を考えます。実際に、本学での基礎デザイン課外ゼミで制作した参加者の作品例を図6-6に示しています。

図6-3に示した、バウハウスの予備課程での学生作品と比較すると、課題の意図がより明確となっていることがうかがえます。このことから、バウハウスの予備課程が目指していたものは、我々の課題が目指す「視覚訓練（ビジュアル・トレーニング）」と共通することが理解できます。すなわち、色の微妙な色味や明度を見分ける訓練がデザイン感性を磨くことであり、それは視覚能力の訓練により実践できます。

また、こうした視覚訓練を通して感性を磨く基礎デザイン教育は、他の美術系・芸術系大学では実践されていない本大学独自の教育手法です。実際のデザイン現場や、ものづくりの現場では、クライアントの要求を満たしながら、美・快・楽を表現するデザインが求められます。その基礎となる「デザイン教育メソッド」を若い時期にしっかり身に付けておくことは、デザイナー自身の「デザインのモノサシ」を形成することであり、これを磨き続けることで一生の宝とすることが可能です。

112 第Ⅱ部 学際的な視座からみる女性の健康とライフスタイル

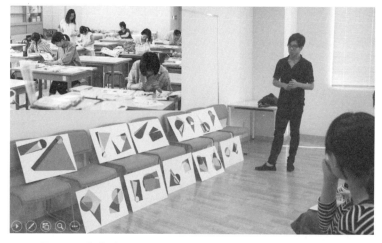

図6-5 基礎デザイン課外ゼミでの平面構成作品の講評会風景

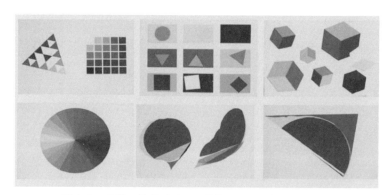

図6-6 本学の基礎デザイン課外ゼミで制作した作品例

7.「デザイン的思考」で人生を豊かにすること

　筆者らは、「デザイン教育メソッド」の修得が生活への新しい態度・思考をもたらすと考えています。前述のコンポジション・レッスンの実習課題の制作プロセスでは、一度に多くのことを同時に考え、決められた時間内で仕上げることが求められます。この実践を積み重ねることで、技術が身に付くととも

に、心理的な効果が次第に分かってきます。普段何げなく目にしている物の色や形が、お互いにどのように影響を与え合い、相互に依存し合っているかが理解できてきます。組み合わせるものの関係性を正確に理解し、必要な情報を取捨選択することが、それぞれの要素の扱い方を知ることに繋がります。これを実践できるようになった段階で、「色彩」「形態」「素材」「質感」のコントロールが初めて可能になり、デザインの基礎能力の獲得となります。このアプローチは、生活観、仕事観、人間関係など、日常生活における様々な領域に応用できると考えます。すなわち、「基礎デザイン課外ゼミ」の実践は、単にデザイン技法や制作マナーを学ぶだけでなく、+αの価値を生み出すのです。アートは、アーティスト本人にしか把握することのできない個性や感性を主張するもので、社会に対しての自己の意思表明だとも言われています。一方、デザインは目的を達成するための手段といえます。多くのデザイン作品は、第三者のために何らかの意図を持って制作されます。その「制作意図」を蔑ろにしてしまっては本末転倒です。

　「デザイン」というものの本質を理解することこそが、人生を豊かにすることに繋がるといえます。これは、筆者らが2年間の受講を終えて、身をもって感じていることです。

　筆者らは、「デザイン的思考」の基本的な考え方を、次のように捉えています。

相手方中心であること
　相手（クライアント）の話しに耳を傾け、相手の意図を汲み取る。分からないことはすぐに質問して、間違った理解をしないよう注意する。

物事の全体を把握すること
　全体を把握することで、必要な情報を的確に取捨選択し、物事の順序や筋道を立てやすくする。

能動的であること
　自分がその物事にどう関わっていくか、能動的に問い直すことで物事の本質を掴むことができる。

本大学で実践している基礎デザイン教育の根幹は、これらを学修し身に付けることにあると考えています。

8. おわりに

デザイン的思考という用語が、ビジネスの現場でよく使われるようになりました。ビジネスにおけるそれは、問題解決や、イノベーションのための手法であり、差別化・シンプル化を図るための手法です。デザイナー、非デザイナーに関係なく、この思考を取り入れることで、それぞれの活動におけるアドバンテージを得ることができます。今回、「女性の健康とライフスタイル」という題で研究に取り組むにあたって、本大学での「基礎デザイン課外ゼミ」での活動を、生活環境や仕事環境と照らして、心身の健康という側面から考える機会をいただきました。心の健康を保ちながら生活するための一つの手段としての「デザイン教育メソッド」を学び、自身の生活に取り入れることこそ、生活観、仕事観、人間関係を捉え直し、人生を豊かにする手がかりを得ることに繋がると信じています。筆者ら自身もまだ発展の途中であり、今後も基礎デザインメソッドの実践を通じて、その有用性を実証し、本大学独自のデザイン教育メソッドの確立と普及を目指しています。

本学での「デザイン教育メソッド」の活動に共感して、近隣の工科系大学でも同様の試みがスタートしています。地元企業の支援（資金提供）を受けたその活動は、新しい形の「産学連携」を形成しており、本学も講師派遣や基礎デザイン課外ゼミ経験者の参加という形で参画しています。おわりに、本活動に対し「学長裁量経費」の資金援助を頂いた、前学長の加屋野洋先生に謝意を表するとともに、2017年11月9日に逝去された先生のご冥福をお祈り致します。

参考文献

1) 厚生労働省『新規学校卒業就職者の在職期間別離職状況』
2) 阿部祐太『バウハウスとは何か』アベ出版株式会社、2018
3) 三井秀樹『美の構成学』中公新書、1996

4) 篠原久美子『基礎デザイン教育のための視的技法の定量化に関する研究』H19 年 3 月山口大学大学院理工学研究科博士論文
5) 木下武・大村久美子『平面コンポジションの基礎』大学教育出版、2011

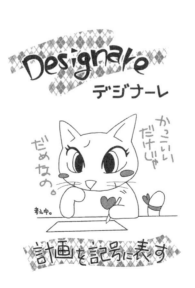

第7章
「生きたシステムの科学」から見た女性の健康について
― ロウソクの科学と健康 ―

1. はじめに

　皆さんは、学校に行くのは何のためですか？ 何を学ぶために学校に通うのでしょうか？ こんな質問に対して、最近読んだ本（『ミライの授業』：瀧本哲史著[1]）に素晴らしい答えが示されていました。それは、"**未来を創る「魔法」を学ぶためです**"。なるほど、と思いました。21世紀の現代の最先端技術、それは宇宙ロケット、ジェット旅客機、自動運転の自動車やロボットにAI技術はもちろんですが、身近なインターネットやスマホも、今から150年前の明治維新の時代には無かった「魔法」のような技術です。当時のアメリカの黒船（蒸気船）や大砲も江戸時代の人々を驚愕させる技術だったはずです。こうした最先端の技術を生み出してきた偉人たちは、それぞれの時代に発明・発見した様々な手法（数学、ルール、仕組み、統計学等）で未来を変えて来たのです。その基本は、多かれ少なかれ学校で学んだことが役立っていたはずです。特に、歴史上の人物たちが如何にして未来を創ってきたかを知ることは、次の未来を切り拓く皆さんにとって意義深いと思われます。ここでは、20世紀後半からの60数年間に展開されている「**生きたシステムの科学**」に触れ、未来を創る皆さんへのメッセージとなればと考えます。

　ところで、男性でありながらこのテーマのエッセイを書くのは、多少とも気後れしますが、今までの人生経験の中で得た知識と知恵を総動員して、21世紀のサイエンスの視点で述べてみようと考えています。サイエンスの専門用語

は多くの読者には耳障りかと思われますが、最初に結論を現代科学の言葉でまとめておきたいと考えます。すなわち、サイエンス的な表現を用いれば、本エッセイの結論は次のようになります。

① 人間は**生きたシステム**の一員であり、**非平衡・開放系**という特殊な条件の下で一過性の現象として自発的に発生（**創発**）する特殊な秩序構造（**散逸構造**）と見なせる。

② 生きたシステムを健全に機能させ長く持続するには、**開放系**の特徴である「**入力**」と「**出力**」の量と質の確保と、入出力間のバランスを適切に保つことが必要である。

③ 入出力されるのは、物質（食べ物、糞尿等）やエネルギー（運動、力、熱）だけでなく、情報（感覚情報、言語・文章表現）が重要な要素として含まれる。

④ 健康の管理と増進という意味では、女性という「生きたシステム」に特異な**周期現象**やリズムの維持と、環境のリズム（四季や日変動）と生体のリズムとの**同期**の適切なコントロールや適応が重要である。

以下、耳慣れない言葉（専門用語：上記の太字の部分）を少しでも平易に解説しながら、これらの結論にたどり着く努力をしてみたいと考えます。

2. 生きたシステムの科学とは

そもそも、「生きたシステムの科学」とは何でしょうか？　このキーワードは、多くの方々にとって、馴染みのないものかと思われます。このキーワードに近い言葉は、蔵本由紀著『**非線形科学**』[2]の中で紹介されています。非線形現象の科学は、従来の科学が扱ってこなかった生命現象や気象現象を含んでいます。「非線形」自体の説明も必要ですが、ここでは入力と出力の関係が比例関係にある現象（**線形現象**）以外のすべての現象と定義しておくにとどめ、後の「非線形現象とカオス」の所で再度取り上げたいと考えます（図7-3参照）。非線形科学は、21世紀の科学の中でも、ある意味最先端の研究で、一部の科学者が信奉するマニアックな領域なのかもしれません。それでは、そもそも、

従来の科学とはどんな科学だったのでしょうか？　それは「**物質の科学**」です。従来の科学では、生命の無い「物質」が主な研究対象でした。ニュートンの力学も、マックスウェルの**電磁気学**も、20世紀に生まれたアインシュタインの**相対性理論**や**量子力学**もすべて、生命の無い物質を対象とする科学（物理学）でした。なぜなら、その当時の科学では、生命現象は何か特殊な現象として、実験での再現・検証が可能な科学の対象とはみなされていませんでした。当時は、有名な唯物論（機械論）と唯心論（生気論）との対立あるいは実在論と観念論との対立が真剣に議論されていました。もちろん、今でも霊魂の存在や観念論を前提とする宗教はあります。唯物論では、精神や心（意識）の根底には物質があると考えます。反対に唯心論では、物質を動かすのは精神の働きだと考えるようです。すなわち、人間で言えば、精神と肉体が別のもので、精神が肉体を維持し操作していると考えます（二元論）。「死んでしまっても、精神と肉体は別にあり、肉体が死ぬことによって精神（霊魂？）は表現手段を失い、見た目はなくなったように見えるが、消滅したわけでは無い」と主張します。また、「精神とは人間が意識しているものだけでなく、無意識の動きも含め、見えない意思の力により、生命の体が作られているとする」とあります。唯物論では、「精神の働き無しに物質（肉体）が存在し、その肉体の作用により精神が表れる」と考えます。聖書が述べているような「神が万物を創造した」という考えは、まさに観念論と言えます。この意味で聖書の世界では、霊魂は不滅ですし、生命の進化という発想は無いようです。この唯物論と唯心論との論争は、18世紀のカント以来、哲学の発展とともに繰り返され、仏教とキリスト教との思想の違いの論争とも相まって[3]、それぞれの立場で我田引水的な議論がなされることも多いようです。21世紀の「生きたシステムの科学」の発展や人間の「意識」の研究が進むに伴い、かなり様相が変わってくるのではないかと期待しています。

　ニュートンが1687年に出版した『プリンキピア』（自然哲学の数学的諸原理）の中で解説した、**万有引力の法則**や**運動方程式**は、その後ニュートン力学（**古典力学**）として知られるようになり、天体の運動が予測できるようになりました。摩擦の無い真空中では、物体の最初の位置と速度が与えられれば、そ

の後の運動は半永久的に予測可能とされます。この未来予測技術（**微分積分学という数学**）という「魔法」の発見は、その後世界を席巻し、運命論的な世界観が人類に定着してしまいます。生まれてから死ぬまでの人の一生の命運が予測できるのでは？と多くの人を迷わせるほど、ニュートン力学は強力でした。ただ、どんな科学の法則でもそうですが、人が考えた理論や哲学は、その理論の成り立つ条件（環境）の範囲内のことなのです。この点を誤解すると、大変なことになります。質量を持つ物体の運動速度が光の速度に近づけば、ニュートン力学ではその運動を正しく表現できません。物体の速度は、光の速度を超えることができないのです。そこで、アインシュタインの発見した**「相対性理論」**が必要となります。物質が極端に狭い空間に閉じ込められた場合には（例えば原子核の周りの電子の運動などですが）、やはりニュートン力学は通用しません。電子は粒子ではなく、波や雲のような確率的な存在となります。ここでは、アインシュタインが提案した**「量子論」**を発展させ、1940年代に完成した**「量子力学」**の知識が必要となるのです。

3. 森羅万象

　生きたシステムの例を挙げてみます。生命体はもちろんですが、竜巻・台風・地震などの気象現象をはじめ、膨張する宇宙を含む自然界の森羅万象のほとんどが、生きたシステムなのです。身近な草花や季節の移ろい、鹿威しの打音やろうそくの燃焼も、そして温暖化の進む地球自身もそうです。これらは、矢の如く一方向に進み決して戻ることの無い現象、すなわち「時間の矢」のある現象です。覆水盆に返らずの世界の森羅万象です。こうした身近な自然現象に注目した最初の日本人は、**寺田虎彦**です。"震災は忘れた頃にやってくる"との諺も虎彦由来と言われています。彼のエッセイ集の中の、「茶碗の湯」「線香花火」「金平糖」「津波と人間」などなど、多くの話題が、当時の科学がまともに扱えなかった題材に光を当て、研究テーマとしての面白さを伝えています[4]。筆者自身も「みそ汁の対流パターン」という題材で解説記事（1998年パリティ8月号）を掲載して頂いた記憶があります。「山を越え流れゆく雲、風にそよぐ

草花、生きとし生けるもの、そして身近な森羅万象の多くは、従来、物理学の対象ではなかった。"みそ汁の対流パターン"もしかりである。」と書いています[5]。みそ汁対流の研究家ではなかったのですが。筆者の研究対象は、化学反応でした。それは、ベローソフとジャボチンスキーというロシアの化学者が発見した、振動する化学反応や次々と化学反応の波が伝播する特殊な現象です[6]。化学反応が振動するというベローソフの発見（1951年）は、当時の化学界の常識ではなく、投稿論文は学会に受け入れられませんでした。ジャボチンスキーはこれを再発見し（1961年）、類似の物質と触媒を用いて鮮明に可視化し、振動反応溶液をシャーレーに展開したときに生ずる化学反応の波（**化学波**）の持続的な伝播を見いだします。筆者の研究は、その化学反応波に随伴する流体現象が対象でした。

　時間の経過とともに、化学波がシャーレー全体に広がると（図7-1参照）、やがて生きた心臓の鼓動のように「周期的に振動する流れ」が発生し、リズムを刻み始めます[7]。そしてその振幅が成長し、一定の継続時間後に減衰（老化）し、やがて死（反応の終了）を迎えます。発生、成長、老化、そして死と対応できるこの現象は、生命のあるシステムに似た挙動を示すのです（図7-2参照）。その振動流発生のメカニズムは未だ解明できてはいません。化学波のフロントに存在する**表面張力の勾配**と**周期的な化学波の伝播**がこの現象のキーポイントと思えます。話がかなり専門的になってしまいました。これ以上の深入りは避けましょう。でもこの振動流を最初に見つけた時の感動は、化学波の空間的な周期パターン（図7-1参照）を見るたびに今でも蘇ってきます。それは、1987年の東西冷戦終了直前のマックスプランク研究所（西ドイツ・ドルトムント）での、クリスマス・イブでした。この現象との出会いは、その後30年近くに亘り、筆者の研究人生を楽しませてくれる大事件だったのですが。

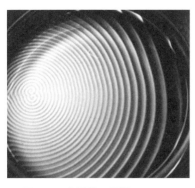

図7-1　化学波の周期パターン

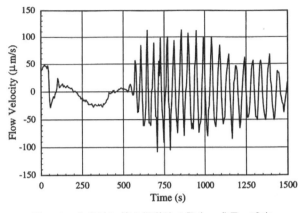

図7-2　化学波に伴う振動流の発生・成長・減衰

4. 新しい科学の常識：非線形現象とカオス

　生きたシステムの研究が本格的にスタートしたのは、1960年代からです。**サイバネティクス**（1960年代）、**カタストロフィ**（1970年代）、**カオス**（1980年代）、**複雑系**（1990年代）、そして**創発現象**（2000年代）という最先端の科学の新領域が次々に出現しました[8]。いずれも生きたシステムの科学に含まれる重要な領域です。これら各領域に共通する概念は、「非線形系」および「非平衡開放系」です。「複雑系」「カオス」という言葉は聴かれたことがあるかもしれません。映画ジュラシックパークで登場する数学者イアン・マルカム博士は、テキサスの数学者で、複雑系やカオス理論の専門家として紹介されます。彼は、「自然への畏敬の念を忘れ、神の真似事をしようとするジュラシックパークの複雑なシステムは、必ず破綻する」と主張します。この中で、カオスの「**バタフライ効果**」の説明を、マルカム博士が力説する場面が印象的でした。バタフライ効果は、カオス現象の**初期値鋭敏性**を比喩的に表現しています。ニューヨークで蝶が羽ばたくと、その影響が遥か遠く離れたフィリピン沖での台風の発生に繋がる？　かなり誇張的な表現ですが、カオス現象の初期値鋭敏性を説明するには分かりやすい喩えです。この由来は、エドワード・ロー

レンツが1972年にアメリカ科学振興協会で行った講演のタイトル「予測可能性：ブラジルの一匹の蝶の羽ばたきは、テキサスで竜巻を引き起こすか？」だと言われています[9]。ブラジルがニューヨークに、テキサスの竜巻がフィリピンの台風に置き換わっていますが、喩えですので、よしとしましょう。

　対流や流れのある系では、その流れの運動を記述する方程式は、必ず非線形の項を含みます。変数をxとしますと、x^2やx^3の項を方程式に含むのです。皆さんがよくご存知の、直線の式$y=ax+b$は、変数がx（入力）で、a、bを定数とするとき、出力yが変数xの一次の項のみで表現されています。この場合の出力yの振舞いは線形現象となります（図7-3）。例えば、抵抗体に導線で乾電池をつなぎ電圧$E(V)$をかけますと、抵抗体には電流$I(A)$が流れます。このとき、抵抗体の電気抵抗値を$R(\Omega)$としますと、$I=E/R$の関係式が成り立ちます。$1/R$が比例常数で、入力Eを横軸に出力Iを縦軸にとれば直線的な関係を示すグラフが得られます。この現象が線形現象です。非線形現象は、こうした線形現象以外のすべての現象を指します（図7-3参照）。自然界を含み、皆さんの身の回りで起きている現象のほとんどは非線形現象です。その中でも、非線形現象の特徴が最もよく顕れ、「魔性」を帯びてくるのは、非線形の振動子やその同期現象です。心臓の安定なリズムの維持は、まさにこの非線形振動のお蔭です。強烈な電気ショックにより、弱った心臓を蘇らせ安定

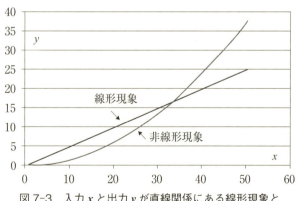

図7-3　入力xと出力yが直線関係にある線形現象とそれ以外の非線形現象の例

なリズムに戻せるのも、心臓という振動子が非線形性を持つからです（図7-4(b)参照）。

また、蛍の集団点滅の同期現象も、昔は自然界の七不思議の一つだと思われていました。指揮者も誰もいないのに、あれほどまでに見事な発光の同期や発光現象の伝搬が起こるのは、まさに「神秘」な現象だったわけです。しかし、生きたシステムの科学の研究が進むにつれ、そうした現象は神秘でも魔性でも

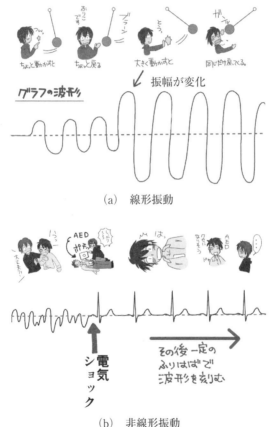

(a) 線形振動

(b) 非線形振動

図7-4　線形振動と非線形振動の違い
(a) 線形振動の代表である振り子は、外から刺激を加えると振幅が変化する、(b) 心臓のリズムのような非線形振動では、外部の刺激により本来の一定振幅のリズムが戻る。

なく、数式という科学の言葉で表現され、計算機シミュレーションで可視化できるようになっています。非線形科学の研究は、従来の自然に対する人間の理解を大きく変えつつあるのです。21世はまさに、こうした新しい科学の時代なのです。生命現象には物理・化学の法則では説明できない独特な生命の原則（活力）があるとする「生気論」や「観念論」は必ずしも必要ないのです。この話の具体例は、後ほど「非線形振動と同期」で取り上げることにします。

　非線形のシステムでは、そのシステムの自由度が3以上（変数 x, y, z のように3個以上）になりますと、**カオス現象**が観察される可能性が出てきます。地球大気の対流モデルを提案した、**ローレンツ方程式**（図7-5参照）では、わずかな初期値の違いにより、十分時間が経過したときの解はまったく違ったものになることが知られています（**ローレンツ・カオス**）[10]。すなわち、初期値が与えられても、外部からのわずかな擾乱により、未来は予測不可能となるのです。ローレンツ方程式は、ニュートンの運動方程式と同じような**決定論的な方程式**ですので、本来は未来予測が可能なはずです。しかし、この系にわずかの外乱が加わると、長時間経過後には予測された解とはまったく違った解となっているのです。この意味で、天気予報の長期予測は原理的に不可能と結論されます。明日、明後日の天気予報はある程度確度が高いのですが、1週間後ともなるとあてになりません。この原因はやはり、系（方程式）の非線形にあります。このモデルでは、x^2 や y^2 の項はありませんが、代わりに xy と xz の項があり非線形性を担っています。このように、決定論的な方程式で記述できる現象でも、未来予測が不可能となる混沌とした現象を「カオス」、より正確には「決定論的カオス」と専門家は呼んでいます。カオス現象に関係して、新しい生きたシステムの科学は次のような2つの常識（呪文）を教えています。

・常識1：自由度3はカオスを創る[11]。
・常識2：バタフライ効果でカオスの世界（この世）の未来は予測不可能。

　モデルはいわゆる**微分方程式**で書かれていて、数式アレルギーの方は見たくもないかもしれません。ただ、モデルが主張していますのは、dx/dt のような項が物理量 x の時間変化の速さを表し、それが x や y の存在量に比例して増え

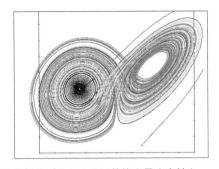

$$\frac{dx}{dt} = -px + py$$
$$\frac{dy}{dt} = -xz + rx - y$$
$$\frac{dz}{dt} = xy - bz$$

図7-5　ローレンツの大気モデルとカオス状態を示す奇妙なアトラクター（$p=10$, $r=28$, $b=8/3$）。

たり減ったりすることを意味します。例えば、x は温度、y は風の速度、z は湿度に対応すると解釈できます。また、アトラクターとは、方程式で示される力学系が時間発展する集合（軌道）を表します。初期値が x, y, z の3次元空間の何処からスタートしても、時間経過と共にこのアトラクターに捕まっていくのです。しかも単純な円形軌道ではなく、複雑な形をしていますので、**奇妙なアトラクター**と呼ばれています[12]。

最初の常識は中々興味深い内容を含みます。女三人よればかしま（姦）しいとか、三人よれば文殊の知恵とか、三人兄弟は手がかかる、などなどです。自由度（独立した変数）が3つあれば、世の中が混沌となるのか、あるいは、その中から何かの秩序が生まれるか、人の世相を反映して含蓄のある呪文です。変数が2つ、すなわち自由度が2の非線形系では、**極限軌道（リミットサイクル）**と呼ばれる閉じた**アトラクター**（力学系の位相空間上に表現される軌道の集合で、初期値によらず系の状態が時間発展と伴にそこに引き込まれていく）による周期現象は存在しますが、カオスは出現しません。この周期現象が非線形振動の安定な振幅のリズムを保証します。図7-5のように変数が3つ以上になると、カオス現象が観測される可能性が出てきます。ローレンツモデルは、比較的単純なシステムですが、その変数の軌跡は奇妙なアトラクターを形成し、軌道は閉じることなく、3次元空間の中のある領域にとどまってい

す。そして、2番目の常識は人類への救いの呪文かもしれません。17世紀のニュートン力学の「運命論」の呪縛から人類はようやく解き放たれたとも言えます。その間、実に300年近い時間が流れています。科学者の責任は重いのです。さらに、あなたの小さな行動（蝶の羽ばたき）であっても、世界を変える（台風の発生）程の現象が現れる可能性があると主張します。未来はあなた自身が創れるのです。ほんのちょっとした選択の違いが、あなたの未来に決定的な違いを生むのも確かです。人生の岐路のすべての機会に、誠を尽くして努力し、行動する必要がありそうです（至誠励業）。

5. 熱的な平衡と非平衡

　生命の無いシステムの安定な状態の特徴は、「熱平衡」状態として表現されます。例えば、皆さんが冷たい水の入ったコップに熱いお湯を注いだときのことを考えてください。冷たい水は10℃、お湯は70℃としましょう。水とお湯の量が同じであれば、両者が交じり合って、最終的にはほぼ40℃程度の温度に落ち着きます。この最終状態が、熱的に平衡で安定な状態（熱平衡）なのです。その途中は、すべて「非平衡」状態です。非平衡状態では、絶えず熱の移動（拡散）や物質の流れ（対流）が存在します。お湯と水を混ぜたときの混合対流や、温かいお湯がコップの底に移動した場合に働く浮力による対流や、温かい水と冷たい水の表面張力の違いによる対流など、様々な対流発生のメカニズムが働き、コップの中の水は不安定で移動し続けます。最終的に、全体の温度が均一になったときに、物質の移動も熱の移動もない、平衡状態が訪れます。もし、コップが理想的な魔法瓶に入れられているとしますと、この状態から変化することはなく40℃の状態が保たれます。この状態は言わば熱的な「死」の状態とも言えます。ですから、

- 生きたシステムは、その中に物質や熱の流れが存在し、熱的に「非平衡」の状態にある。
- 死んだシステムは、熱的に「平衡」の状態にあり、物質や熱の流れはない。

と表現できます。そこで、改めて考えてみますと、例え生命の無い物質系（海や大気など）であっても、その物質系の中に密度や温度分布の不均一があれば、流れが発生します。また、たとえ流れの発生がなくても、熱の移動は「拡散現象」により発生し、系全体をできるだけ均一にしようと変化し続けます。こうした熱や物質が移動し続ける系は「生きたシステム」であると言えます。このシステムの特徴は、熱や物質の移動をより効果的に行うために、新たな秩序構造を**創発**する可能性があることです。「創発」とは難しい言葉ですが、具体例をあげれば、地球大気の中に一定条件下で自然発生する、竜巻や台風のような生き生きした現象の発生をさします。雨や雪や雷のような気象現象自体も**創発現象**なのです。

　地球のように、太陽のエネルギーを吸収し、その中に多様な流れの構造が現れながら、余分なエネルギーを海や陸から大気、そして大気から宇宙に向かって放出し続ける系は、外に向かって開かれた「開放系」と言われます。熱もエネルギーの一形態ですが、電気、光、物質、運動、重力、熱とその形態を変化させ、太陽からのエネルギーは地球の陸地と海洋、そして大気に吸収されます。そのエネルギーは海流や上昇気流を生み、活発な地球対流圏での多様な気象現象を創発し続けているのです。地球はエネルギーと物資の流入と流出が絶えず続けられている「開放系」なのです。しかも、地球には「生命体」という特殊な「非平衡・開放系」が生まれています。生命体は、まさに魔法のようなシステムです。すなわち、生きたシステムの特徴は、以下のようになります。

・活発な生きたシステムは、熱的な平衡から遥かに離れた非平衡状態にある。
・多様な秩序構造を創発し続ける生きたシステムは、外に開かれた開放系である。

6. エントロピー増大の法則

ところで、なぜこのような複雑な現象が自発的に起きるのでしょうか？ まして、生命のように複雑で精巧な進化するシステムを地球上に自然発生させる必然性はあるのでしょうか？ これは永遠の謎なのかもしれませんが、以下のように考える科学者もいます。その話の前提として、説明が必要な概念「**エントロピー**」があります。これは、20世紀前半までの科学、特に「統計熱力学」という物理学が確立した概念です。大学のときに初めて遭遇したこの言葉は、最初は理解し難い概念の一つでした。平たく言えば、**エントロピーは無秩序さの度合いを表現しています**。

一つ例を挙げてみましょう。水を張ったビーカーに赤インクを一滴落とした状態を考えてみて下さい。落とした瞬間は、赤インクと水は未だ混じりあってはおらず、インクの粒子はビーカーの特定の場所に集中しています。時間が経つと赤インクの粒子は全体に広がり（拡散現象）、やがて均一になっていきます。最終的には一様な薄いピンク色の溶液となるでしょう（図7-6参照）。この時、インクが1カ所に集まっている状態の数は一つですが、均一に広がった場合には非常に多くの状態の数があることが想像できます。仮に、各インクの粒子が区別できるとしますと、粒子数Nの階乗（N！=N・(N-1)・(N-2)…2・1）通りもの状態数が存在することになります。粒子数が大きければ、N！

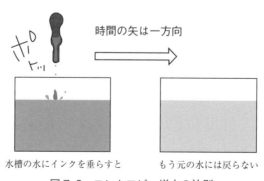

図7-6　エントロピー増大の法則

は天文学的な数字となります。この状態の数の対数を「エントロピー」と呼び、系の無秩序の度合いを表します。すなわち、状態数が1であれば、その対数（= log1）はゼロとなり最小です。一般に、秩序のある状態の数は小さく、無秩序になるほど状態の数は飛躍的に増大します。この意味で無秩序な系はエントロピーが大きいのです。また、赤インクのビーカー内での広がりの具合は、インクが1カ所に集まったエントロピーの小さな状態から、全体に広がったエントロピーの大きな状態へと変化します。いったん広がってしまえば、1カ所に集まっていた元の状態に戻ることは決してありません。非可逆的な変化が起きるのです。この意味で、系のエントロピーは常に増大する方向に変化する現象しか自然界では観察されません。ビデオでそれとは異なる状況が映し出されているとしますと、それは時間を逆向きに再生している場合のみです。このエントロピー増大の法則は、自然界の大原則ということになり、これが決して元に戻ることのない、非可逆な「時間の矢」の正体です。「覆水盆に返らず」は、エントロピー増大の法則と同じ意味になります。

　もし、自然界の大原則が秩序から無秩序に向かう「エントロピー増大の法則」だとすると、地球対流圏で発生する竜巻や台風の渦（一種の秩序構造）が発生する理由が理解できません。綺麗に並んだ鱗雲や虹はもちろん、何より生命の出現する必然性や法則はあるのでしょうか？　これはこれで難解な問題です。観念論の立場に戻って、神の存在を仮定しないと理解できない問題でしょうか？　もし、生命の起源の問題を唯物論的立場から解く人があるとすれば、間違いなくノーベル賞だと確信します。ただ、この永遠の課題も、生きたシステムの科学の立場に立てば、以下のように解釈できる可能性があります。すなわち、

① 自然界あるいは宇宙全体はエントロピー増大の法則に従っている可能性はある。これは、130億年前のビッグバンに始まり膨張し続ける宇宙の進化の方向性とも一致する。

② 宇宙や地球のような非平衡の開放系では、その非平衡の度合いが大きくなる条件下では散逸構造の創発という秩序形成が進み、エントロピーは局所的に減少する場合がある。すなわち、全体系としてエントロピー

は増大する傾向にあるが、その系の一部の局所な領域では、エントロピーが減少できる状況が実現され、部分的な秩序形成は進む。
③　宇宙の進化を含む自然界の森羅万象が、生命や各種の秩序構造を発生させる必然性は、系全体のエントロピーの増大をより効果的に促進するためであるとも考えられる。
④　生命進化の最先端に位置すると考えられる人間の脳も、「意識」という特殊な秩序状態を創発し、宇宙や自然界のエントロピーの増大をより高効率に推進する役目を担う。
⑤　意識は、人間の脳への情報の入力と出力の流れが十分大きく、熱平衡から遠く離れた状態（Far from Equilibrium）で創発される散逸構造とも理解できる。

7. ロウソクの科学と散逸構造

　熱平衡から遠く離れた非平衡の開放系では自発的な秩序が創発されます。1977年にノーベル化学賞を受賞したイリヤ・プリゴジンはこれを「散逸構造」と呼びました。エネルギーを絶えず散逸しながら保たれる秩序構造と解釈できます。散逸構造の概念は、生命現象や気象現象だけに留まらず、社会構造や経済現象にいたるまで、人間も含む自然界の諸現象の多くに適用され、非平衡の開放系に自己組織的に創発される広い意味の秩序構造であると言えます。この自己組織的というのがポイントです。条件さえ整えば、ひとりでに秩序を持った構造が出現するという意味です。台風や竜巻も、自然の環境条件が整えば発生します。海水の温度や風の強さと向き、そして気温や湿度などの気象条件が、上昇する水蒸気や発達する雲に影響を与え、ある閾値となる条件を超えた時に台風や竜巻となって姿を現すと考えられます。人工的に創られるものではなく、まして神のご意思でもなく、環境条件が整えば出現します。この条件とは、やはり熱平衡状態から遠く離れていること（非平衡の度合いが大きいこと）が基本です。寒気と暖気の大きな温度差、海水の温度と海水面の気温差などが影響します。

また、こうした系で観測される現象の大きな特徴は、非可逆な時間の流れを示すことです。すでに述べてきました、覆水盆に帰らずの世界です。時間は一方向にしか進まないことを「時間の矢」と表現しますが、散逸構造の観測される世界はこの意味で「諸行無常」の世界です。永遠不変のものは、この世には何一つ存在していません。だからこそ人は不変の真理や愛を求めてさまようのかもしれません。ろうそくの炎がやがて燃え尽きて消えるように、すべての現象には終わりがあります。

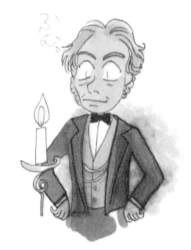

図7-7　M. Faraday

電磁誘導の法則の発見で有名なマイケル・ファラデー（図7-7、付録図）は、1861年のクリスマス講演で、「すべての現象は終わりが来るが、皆さんの時代が来たとき、1本のロウソクのように、周囲の人々の光となって輝いて頂きたい」と述べています。ファラデー70歳の時でした。このクリスマス休暇中の

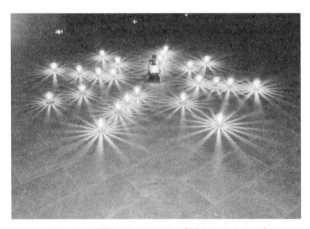

図7-8　現代のオイルランプ（すおうらんぷ）

ファラデーの6回の講演会の記録は、後に The Chemical History of a Candle として出版されています。日本語訳の『蝋燭の科学』は1933年に岩波文庫から出ています[12]。その序文でウイリアム・クルックスは、「人間が暗夜にその家を照らす方法は、ただちにその人間の文明の尺度を刻む。…（中略）…すべての灯火は人類の愉楽、家庭愛、勤労、そしてまた信仰にいかに奉仕したかを語って、我々の心をあたためてくれるであろう」と書いています。原始時代のたき火や松明に始まり、中世のロウソク、オイルランプ（図7-8参照[13]）、近世のガス燈、そして20世紀が生んだ電灯、蛍光灯を経て、21世紀の現代ではLED（Light Emitting Diode）が、それぞれの時代の文明の尺度となってきました。

ファラデーは、『蝋燭の科学』の冒頭で、次のように述べています。「自然科学の勉強の入り口として、1本のロウソクの物理現象を考えるほど、打ってつけな、入りやすい入口はない。」これは、先見の明のある言葉です。ファラデーに始まるロウソクの科学の研究は、付録に示しているように3つの時代を通して、絶えず新しい概念を提供し続けています。身近にあるロウソクの燃焼が、それぞれの時代に応じて、こんなにも奥深い科学的知見を提供しているというのは、真に驚異的なファラデーの洞察力と先見性といえます。

8. 非線形振動と同期：蛍やロウソクの集団同期の謎

ところで、ロウソクの燃焼を「生きたシステムの科学」の立場から捉えた時、興味ある現象が1999年日本人の化学者石田隆宏・原田新一郎の両氏により発見されています[14]。小さなロウソク1本では炎の形はほとんど変化せず静かに燃えているのですが（図7-9a）、2本以上束ねて燃やしますと、突然炎が伸び縮みを始めます（図7-9b, c）。この伸縮は、図7-10に示していますように約1秒間に10回という炎の規則的な振動現象として観測されます。なぜ振動数が10Hz（サイクル／秒）なのかは今でも説明はついていませんが、ロウソクの静かな燃焼という「非平衡・開放系」の現象が、束ねるロウソクの本数を増やしたことで「非平衡」の度合いが大きくなり、炎の振動という新たな

第7章 「生きたシステムの科学」から見た女性の健康について―ロウソクの科学と健康―　*133*

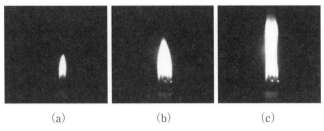

図7-9　1本のロウソクの静かな燃焼（a）と、3本束ねたロウソクの炎の振動現象（b, c）

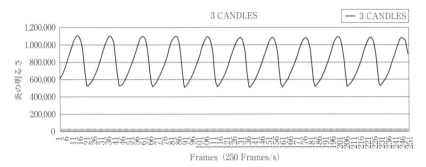

図7-10　高速ビデオで捉えたロウソクの炎の振動現象。約1秒間に10回の規則的な振動波形が観測される。波形は正弦波ではなく、非線形現象であることが確認できる。

創発現象を引き起こしているわけです。時代劇の映画の中で和ろうそくの炎が風もないのに揺らめく様子が映されることがありますが、恐らく類似の現象が生じている可能性が考えられます。和ろうそくは芯が大きく、しかも中が中空ですので、炎が大きくなる構造をそれ自体が持っているようです。

　この石田・原田両氏の発見に触発され、日本の非線形科学の若手研究者たちが協力して、この現象の解明とその発展に努力しています。実験と理論の両面から、化学者、物理学者、数学者、そして情報科学の研究者が共著論文執筆を行い、J. Phys. Chem. Aという、国際論文誌に掲載されました[15]。実験データは、その雑誌の表紙カバーを飾りました。NatureやScienceという一流雑誌には採用されませんでしたが、欧文雑誌のカバーを飾ったことは、内容の重

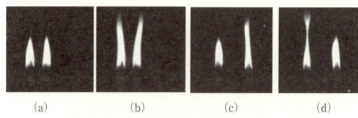

図7-11 周期振動するロウソクの炎を近接させた場合の同相同期現象（a, b）と、少し離した場合の逆相同期現象（c, d）。ロウソク振動子の間の距離を適切に保つことで、炎の伸張を交互に繰り返す逆相同期現象が観測できる[15]。

要性とともに、若手研究者たちの連携においてある種の達成感をもたらし、その後の各研究者の研究発展に繋がったと考えています。

図7-11は、その共同研究成果の一部です。3本のロウソクを束ねた振動するロウソクの炎を近接させた場合には、2束のロウソクの炎は同期して燃え上がり（図中、(a)、(b)）、ロウソク間の距離を適切に保った場合は、炎の伸張を交互に繰り返す（図中 (c)、(d)）という、新たな振動モードが出現します。この同期的な炎の燃焼現象も、非平衡・開放系に自然に（自己組織的に）形成された、一種の創発現象として捉えることができます。特別な指揮者や、制御者を必要としないシンクロナイゼーション（同期現象）が発生するのです。こうした、自然界の振動子の同期現象は、当初は、自然の神秘や不思議としてサイエンスの対象とはなっていませんでした。東南アジアの蛍の集団発光と同期、心臓のペースメーカー細胞の同期、女性の月経周期の同期、柱時計の振り子の同期、ポケモンを見ていた子供たちの集団発作、などなど数多くの事例が知られるようになり、自然界に創発する時間的秩序の多くが、同期現象から生まれていることが分かっています[8]。自然の「神秘」の理解には、やはり「生きたシステムの科学」の知識が必要なのです（付録参照）。

その中で、大きなブレークスルーをもたらしたのは、アーサー・ウインフリーでした。ウインフリーは1967年の論文の中で、振動子集団の同期現象と、水が凍って氷になるような**「相転移」**現象との類似性を述べています[16]。水が氷になる現象は、「生きたシステムの科学」の対象ではなく、むしろ生命の無

いシステムの相変化を説明するいわば古典的「統計物理学」の問題です。固体が液体に、液体が気体に、気体がプラズマ状態に相変化するのは、系の温度、圧力、体積等に規定された、物質の集合状態の変化です。磁性体が磁石に反応しない高温での**常磁性状態**から、低温での**強磁性状態**に相変化し、磁石に強く引き付けられるような質の変化が起きるのも、類似の現象です。温度という量が変化するだけで、水から氷へ、あるいは常磁性から強磁性へと質が変化します。これを**「量から質への転化」**と呼ぶこともありますが、自然界によく見られる現象の一つです。春になれば、雪が解けて、雪解け水が田畑を覆います。冬になれば、池の水が凍り、子供たちはスケートを楽しむことができます。こうした現象と、時間的な秩序の形成としての「同期現象」の発生とが類似しているという、まったく新たな視点をウインフリーは提案したのです。

ここでは、これ以上に踏み込んだ話はしないつもりですが、このウインフリーの提案を簡易モデル化して取り上げ、その厳密解を導いたのが日本人物理学者の蔵本由紀です。この非線形振動子の無限個の集団からなる同期現象の厳密解を提示したモデル（1975 年）は、**「蔵本モデル」**[17] としてウインフリーにより紹介され、世界の研究者に知られるようになりました。その後蔵本氏は、日本の非線形科学の分野を牽引し、今でも数多くの啓蒙の著を出版し続けておられます。残念なことに、ウインフリーは、2002 年に 60 歳の若さでこの世を去っています。

9. 生きたシステムの科学を通してみた健康の維持について

長々と述べてきましたが、「女性の健康」を考える上で、先ずは人の健康の視点があると考え、その「ヒト」という特殊な生命体は、まさに「生きたシステム」の一員であることを意識して、このエッセイをまとめてみようと考えます。「ヒト」の健康の基本は、各個人の健康の問題ですので、各個人の**遺伝情報**がその個の特質を決定しており、各個人が自分の遺伝情報に意識を持つのは当然の成り行きかとは思いますが、現状は未だその状況にはなっていないようです。せいぜい、自分の家族・血族の持病や癌体質の有無を確認し、食生活に

注意することで、**生活習慣病**等の予防の参考としているのが実態のようです。

今回の話題では、特に生きたシステムとしての人体の特質に迫ることはしませんでした。その前に、もっと単純で身近にある自然界の「生きたシステム」を観察し、その単純なシステムの持つ特徴を理解することで、そのシステムを健全に保つ視点が、ヒトの新たな健康維持の視点になるのではと考えたわけです。かなりの飛躍がありますが、「生きたシステム」という共通の特徴が、まったく新しい健康法を考えるヒントとなる可能性を考えてみます。

先ずは、「ヒト」を構成する内部システムが、多様な**非線形振動子の集合体**であることを意識する必要があります。思いつくだけでも、

① 心臓のペースメーカー細胞群のリズム同期、心筋細胞上の興奮現象の伝播による心臓のポンプ機能の実現
② すべての細胞の中で時を刻む「時計遺伝子」の存在と、その細胞間の同期による体内時計(概日リズム)の制御
③ 脳を構成する神経細胞自身が非線形振動子であり、認識・理解そして意識の創出自体が神経細胞やその巨大ネットワーク間での情報の入出力と同期制御の自己組織化現象として出現

などが挙げられます。最近では、人体の各組織が**巨大ネットワーク**を構成し、ダイナミックな情報交換を繰り広げていることが、ますます明らかにされつつあります(NHKスペシャル・「人体」)。このように、ヒトの体に注目した瞬間に、そのシステムの巨大さやあまりにも精巧な制御機構に目を奪われ、超複雑で巨大なシステムの機能を健全に維持する対策など、容易に思いつくはずもありません。基本は、何億年もの進化の果てに生命というシステムが獲得してきた恒常性の維持機能の中に組み込まれているのだとは直感します。よほどの暴飲暴食・過度なダイエットや睡眠不足、そして多大なストレス・疲労困憊が重ならない限り、システムは健全に動くように設計されていると信じられています。特に若くて体力のあるときにはそうです。ただ、それはそれでとても奇跡的なことだとも感じます。健康のありがたさは、健康を失ってはじめて実感できるものです。病気になってしまえば、「医学」という人類の技術と知恵が蓄積された巨大な「闇の世界」が待ち構えています。できればその世界には足

を踏み入れたくはないものです。

　今回紹介させていただいた、身近でシンプルな自然界の「生きたシステム」の特性から推測できる**システムの健全な維持に必要な条件**は、以下ように纏められるのではと考えています。
① 　生きたシステムは、熱的平衡から十分遠く離れた非平衡の開放系の状態に保たれる必要がある。そのためには、絶えずシステムへの外部からの入力と、システムから外部への出力がバランスよく保たれている必要がある。入出力の量が減少し、その質が低下すれば、システムの機能低下や死につながる。
② 　システムへの入力とシステムからの出力は、物質・エネルギーおよび情報の流れを形成し、その流れのよどみのないことが重要である。すなわち、食物・飲料や空気（酸素）などの恒常性維持に必要な物質だけでなく、脳という特殊な情報システムの維持・発展に必要な情報の取得と発信がバランスよく、またタイミングよく行われる必要がある。
③ 　「生きたシステム」の特徴は、未来永劫に続くシステムではなく、誕生・成長・老化・死と絶えず変化し続けながら、やがて終了する一過性のシステムである。我々がケアすべきシステムは、緩やかな時の流れの中で一瞬も留まることなく変化し続けるシステムであり、自分の一生を通じてそのシステムの健全性の維持に自分自身が意識して取組むことが求められる。そのこと（自愛の心）が、自分の内なる自然への畏敬の念の表現であり、自分自身の持つ能力（天命）を全うする道であると思われる。
④ 　特殊な非線形振動子の集団として形成されている「ヒト」の体は、太陽と月の恵みを受ける地球という「奇跡の惑星」の環境に創発した「生きたシステム（散逸構造）」と捉えることができる。その体は、地球の公転と自転のリズムの影響を強く受け、そのリズムとの同期が生体の持つ各種の振動子に求められている。睡眠や食事のリズム、働く時間帯のリズム、四季のリズムと自分の生体リズム（概日リズム）を意識した生活習慣などが必要と考えられる。

⑤　女性の場合は、女性特有の生体リズム（月経・生理痛）やライフイベント（結婚・出産・育児・更年期・介護）と、キャリア形成や社会活動との折り合いを付けることが求められる。生活の質向上には、自分自身のバイオリズムを熟知し、睡眠や食事等の生活のリズムとの整合性や、四季の変化による光や温度のリズムの変化を意識した健康管理が必要と考えられる。

10. 米原万理の「愛の法則」からのメッセージ

　今まで、「生きたシステムの科学」から見た健康法について議論してきましたが、肝心の女性の健康に関する話題にはほとんど触れていません。そこで、2006年に他界した作家・エッセイストそしてロシア語同時通訳でもあった米原万理の講演録『米原万里の「愛の法則」』[18]を紹介する中で、女性と男性の役割の違いや女性特有の人生の四期間仮説を紹介して、このエッセイの結びにしたいと考えます。

　米原万理の卵巣がんが見つかったのは2003年の秋とされています。卵巣摘出手術後しばらくは元気な生活を続けた後、2005年2月頃に転移がんが見つかり、以後は壮絶な闘病生活となったそうです。米原は、1950年東京生まれで、少女時代にプラハのソビエト学校で学んだ経験もあって、ロシア語会議の同時通訳としても活躍しています。闘病生活のさなかの2005年6月末に石川県立金沢二水高等学校で行われた「高校生のための文化講演会」（北國新聞社・財団法人一ツ橋文芸教育振興会主催）での講演として「愛の法則」が語られています。その講演記録集18）の「本書に寄せて」の中で、池田清彦氏は、「米原の晩年のエッセイは、物書きとしての矜持が、病に対する絶望感をぎりぎりの所で凌駕している、一種スリリングな空間であったように思う」と述べています。「酷い体の状態とはうらはらに、米原の執筆活動は衰えを見せず、権力の卑屈さを糾弾する舌鋒は死の瞬間まで健在であった。深刻な自らの病状を記す時でさえ、筆致は常に乾いていて崩れることがなかった」とも紹介されています。こうした米原の姿勢は、死を意識しながらその直前まで前向きに自分の

使命を全うしようとした幕末の志士(吉田松陰、坂本龍馬、高杉晋作など)にも通じる強靭さと潔さが垣間見えます。明治・大正・昭和の時代を通じて、「大和なでしこ」を脱皮してきた「日本女性」は、平成の現代に「草食系の男性」が多くなる中、英雄・豪傑的な活躍をする女性が増え続けており、米原万理もそのような豪傑の一人だったとも考えられます。

　「愛の法則」の講演の中で、米原はソ連の理論生物学者ゲオダキャンの学説**「男はサンプル」**を紹介し、その説を発展させた独自の仮説**「女性の一生の四期間説」**を展開しています。「男はサンプル」説は、「メスは量を担いながら質を追求する、オスは量を追求しながら質を担う」とも表現され、古典文学作品中の男性主人公と女性主人公の行動パターンの違いを紹介しています。世界的ベストセラーとなった物語の多くは決まって、主人公の男性が多数の女性を遍歴していく話が圧倒的に多いのです。世界最古の小説と言われている『源氏物語』でさえ、前半は主人公光源氏の女漁りの話です。それにもかかわらず、『源氏物語』は圧倒的に女性に人気があるのが不思議ですが。その逆のパターン、女性が男を漁る物語はベストセラーとはなっていないようです。女性が主人公の世界的名作といえば、『**竹取物語**』や『**カエルの王子様**』(グリム童話)が有名ですが、女性の幸せのパターンは「お姫様」という形であり、そのお姫様に沢山の選択肢があるというのが理想のようです。お姫様の婿選びに国中から若者を集めて技比べさせ、その中のいちばん優秀な男と結婚するというパターンです。産めない性の男性は、多数の女性漁りという「量」を追求しながら、最終的に女性から最も優秀という選択を受ける形で「質」を担っているのです。反対に産める性の女性は、子供の数という「量」を担いながら、最も優秀な男性を選択するという意味で「質」を追求しているのです。この意味で、男性と女性には明確な役割分担(分業)があると言えます。米原によれば、この分業は「オスが進化を先取り」していると解釈できるそうです。言い換えると、「進化の過程で人類という種が蓄えた遺伝形態を、メスは現状維持の方向に(保守的な方向)働き、オスは現状を変える方向(革新的な方向)に働いている」となります。背の高い男性がもてるのも、人類全体の流れから判断して、人間が大型化していることと関係しています。平均身長が女性より男性の方が高いことが、

進化の行く先を先取りしているのはオスの方だと言えるわけです。

　この「オスが進化を先取り」という法則に一見反しているのが、人間の寿命です。現在、人類は年々寿命が延びる方向に進化しているように見えます。オスが進化を先取りするのであれば、男性の寿命の方が女性よりも長くなるはずなのですが。2016年の日本人の平均寿命は、男性80.98歳、女性87.14歳で過去最高となっています（日本経済新聞電子版、2017年7月27日）。男女とも香港に次ぎ世界第2位です。ただし、健康寿命は男性72.14歳、女性74.79歳となっており（ニッセイ基礎研究所レター、2017年8月12日）、その差は少し小さいようです。この矛盾の説明に米原は独自の考え方（仮説）で、明快に答えています。すなわち、誕生から死までの人間の一生が、女性は四期間に分けられるのに対して、男性は三期間しかないとするのです。四期間とは、受胎から誕生まで（第一期）、誕生から性的成熟まで（第二期）、繁殖能力を発揮する再生産期間（第三期）、そして老化により再生産能力を失って死に至るまでの期間（第四期）です。米原によれば、男性の場合、この第四期が無いか非常に短いのです。女性が閉経（45歳〜55歳）で第三期が終了するのに対して、男性は70歳以上（人によっては90歳）まで第三期が続くのです。男性は第四期とは無縁の存在とも言えます。つまり、米原によれば「繁殖能力を失ってしまうと同時に寿命も尽きるというのが男の一生なんです」となり、「男という産めない性は、女との関係において人類としての使命を全うするという宿命を背負っている」と言えるようです。

　表7-1は、上述の関係を米原の文章を参考に、少し恣意的に纏めたものです。数値はアバウトですが、男性と女性の一生における、各期間の長さの違い

表7-1　ヒトの一生の各期間における寿命の男女比較：米原万理の仮説 [18]

性／期	第一期 （受胎〜誕生）	第二期 （誕生〜成熟）	第三期 （繁殖能力期）	第四期 （閉経〜死）
女性	9ヶ月	約12歳±β （$\beta \fallingdotseq$ 3歳）	10歳〜55歳 （45年以上）	45歳〜90歳 （30年以上）
男性	約9ヶ月＋α （$\alpha \fallingdotseq$ 2、3週）	約14歳±β （$\beta \fallingdotseq$ 3歳）	12歳〜80歳 （約65年）	?

（各期の寿命）が見えてきます。第三期までを比べると、すべての期において男性の寿命が長いことが分かります。この範囲では「オスが進化を先取り」の法則は間違っていないようです。「今の人類の寿命は、この三期までの寿命が延びる方向で進化している」と米原は推測しています。

この第四期の有無と第三期の長さの違いが、熟年期から高齢期の男女間のトラブルや、家族の不安定化の要因になっているとも推察されます。女性特有の第四期は、女性が「次の世代を作るという人類の使命から開放されて自由になったとき」であり、「人として非常に楽しく生きるべきではないか、それが使命でもあるのではないか」と、米原は独自の仮説を展開します。女性にとっては、特権的に人生の素晴らしい時間帯が与えられている期間だとも言えます。ただ、第四期への移行は、更年期という厳しい時期を経て達成されますし、その後の体のホルモンバランスの変化等に伴って、骨密度・筋力・体の柔軟性等の低下が歳を重ねるごとに進行します。このことを前もって意識・準備し、予防医学的な視点から継続的な運動習慣（ウオーキング、ストレッチや筋トレ）を身に付け、食習慣を改善することで、若さを保つ（あるいは老化を遅らせる）ことができると考えられます。人間の寿命が長寿化する中で、問題となっている認知症の予防も、こうした運動習慣の継続や食習慣の改善、さらには睡眠習慣や知的行動習慣により達成されるという報告もあるようです。

まとまりのないエッセイとなってしまいました。テーマ設定にも少し無理があったようですが、読者の皆様にとって、少しでも参考になる部分がありましたら幸いです。

付録　ロウソクの科学—3つの時代

1．19世紀のロウソクの科学

　マイケル・ファラデーは、1861年クリスマス・レクチャーの6回の講演[12]で、容器を持たない固体の燃焼の不思議に触れ、①溶けたロウの容器となる炎の周りのカップが自然に形成される、②溶けたロウと芯の毛管引力により持続的な燃焼供給が行われる、③炎の熱が引き起こす上昇気流が、炎の伸長、空気の供給、溶けた燃料カップの冷却により連続的な燃焼が可能となるなどの知見を紹介しています。また、炎をあげて燃える物質（ロウソクの蒸気）と炎をあげずに燃える物質（炭素）の存在を示し、空気中で炎をあげて燃える物はすべて、燃焼により水を発生するとしています。ハゼの木の実か

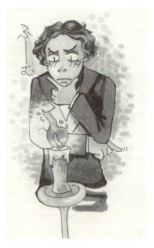

付録図　若き日のファラデー

ら作られる蝋(ろう)の主成分（パルミチン酸：$CH_3(CH_2)14COOH$）である炭素と水素のうち、炭素は空気中で燃えて二酸化炭素（気体）となります。ファラデーは、ロウソクの明るい炎の中には固体の状態で燃える物質（炭素）があることを示し、燃えて気体となる固体物質は炭素だけで、炭素が特別な存在であることを説明しています。一般に、固体の燃焼は炎をあげずに、その固体に特有の輝かしい色の光を放ちます（炎色反応）。花火の着色は、この固体燃焼の性質を利用したものです。ロウソクの特有の赤い色は、炭素の炎色反応の色だと言えます。また、ファラデーは、ロウソクの燃焼と体の中で起きている生きた燃焼（命）との類似性にも言及しています。植物は二酸化炭素（炭素）を吸収して生育し、地球上のCO_2の循環を担っており、生きとし生けるもの同士の頼りあいが成立していると述べています。

　以上のように、ファラデーはロウソクが熱せられて、固体・液体・気体と相

変化することで連続的な燃料の供給を行っていると理解していました。また、その炎は固体の炭素が燃えて明るい光を放つとし、ロウソクの燃焼（酸化という化学反応）は外観、性質、組成の変化をもたらすと解釈します。まだ生気論が幅を利かせていた時代に、ロウソクの燃焼を、化学反応という視点で合理的に説明しようとする明確な立場が確認できます。

2. 20世紀のロウソクの科学

1994年ピーター・アトキンスは、その著書『Atoms, Electrons and Change』[19]の中で、「自然は複雑だが、我々の理解を超えるものではない。物質のあらゆる変換は、「化学反応＝原子の配置換え」として理解できる」としています。この本の日本語訳のタイトルは『新ロウソクの科学 ― 化学変化はどのようにおこるか』となっています。20世紀前半に確立された、「量子力学」というミクロの世界の新しい科学の視点で、ロウソクの燃焼（化学反応）を説明しています。そして、「化学反応の詳細な理解には、原子の理解と説明のパラダイムの転換が必要」として、古典的なニュートン力学から20世紀の新しい科学である量子力学への転換が必要と述べています。ファラデーが、「化学反応」＝「物質の変換」と理解していたのに対して、アトキンスは、「化学反応」＝「物質の内部構造の変化」とします。すなわち、化学反応の理解には、原子、分子中の電子の振舞いの理解が必要で、ミクロな世界の科学である量子力学の知識が求められます。例えば、ロウソクの炎の中では、炭化水素（CH_2）と**OHラ**ジカルの衝突が起き、その衝突のエネルギーが閾値を超えれば反応が起きるとしています（ラジカルとは不対電子を持つ原子や分子、あるいはイオンのことを指し、フリーラジカルまたは遊離基とも呼ばれる）。また、炭素が燃えて放つ明るい光は、**分子起動中の励起状態**にある電子の**基底状態**への遷移として理解できるとします。ラジカル、不対電子、分子軌道、励起状態、そして基底状態と、専門用語が羅列されています。アトキンスの新ロウソクの科学の理解には、かなりの専門知識が要求されます。すなわち、ロウソクの燃焼（化学反応）の理解には、物質中の原子や電子の挙動をミクロなレベルで理解することが必要なのです。しかし、量子力学は大学の理学部や工学部の一部の学科のみで学

ばれている学問で、一般の方がその本質を掴むのは容易ではないようです。一方、ミクロなレベルでの燃焼に伴う物質の内部構造の変化の理解は進んだのですが、ロウソクの炎の持続的な燃焼という現象を「生きたシステム」として捉える視点はなかったようです。ロウソクの燃焼と気象現象を結び付けるような新たな視点こそ、21世紀の科学に求められている、人類の課題解決に必要な知恵と思われるのですが。この辺りが、物質の科学の限界と言えるのかもしれません。

3. 現代のロウソクの科学

蔵本由紀は、その著書『非線形科学』[2]の中で「従来の科学は命を持たないものを対象に、デカルト的な近代合理主義精神（要素還元主義）に従った、分析的手法で物質を構成する原子・分子のミクロな世界から理解しようとする」と述べています。また、「生きた自然の理解には、分析・解析的な立場からは不可能である。複雑で柔らかなシステムの理解には、パラダイムの転換が必要」とも説かれています。この「複雑で柔らかなシステム」をここでは「生きたシステム」として議論しています。ここでのパラダイムの転換は、「物質の科学から、生きた創発現象の科学への転換」となります[2]。この生きたシステムの科学の視点から「ロウソクの燃焼」を捉えた研究が、非線形振動と同期：蛍やロウソクの集団同期の謎（7章8節）で紹介した、1999年石田隆宏、原田新一郎の両氏により発見された束ねたロウソクの炎の振動現象[14]に始まる一連の研究です。ロウソクの燃焼が**「非線形振動子」**と見なせるという知見[15]や、振動するロウソク火炎上空の回転する渦の存在[20]は、火災旋風や竜巻・台風の発生メカニズムとの相関を予感させ、我々の視野を広げてくれています。ロウソク火炎の振動周波数が約10〜11Hzである原因や、振動するロウソク火炎間の相互作用（同相同期と逆相同期）を納得できる形で説明できるモデル（理論）は未だ出ていないと筆者は考えていますが、今後の展開が楽しみです。

参考文献

1) 瀧本哲史『ミライの授業』講談社（2016）
2) 蔵本由紀『非線形科学』集英社新書（2007）
3) 例えば、久保有政『比較宗教（仏教とキリスト教）』など
   （http://www2.biglobe.ne.jp/~remnant/bukkyokirisuto15.htm）
4) 池内了編『科学と科学者のはなし ― 寺田寅彦エッセイ集』岩波少年文庫（2000）
5) 三池秀敏『みそ汁の対流パターン ― ベナールセルから地球流体まで』パリティ13巻8号、p.4（1998）
6) 三池秀敏、森義仁、山口智彦『非平衡系の科学（3）― 反応・拡散系のダイナミックス』講談社サイエンティフィック（1997）
7) H. Miike, S. C. Mueller, B. Hess, "Oscillatory Deformation of Chemical Waves Induced by Surface Flow", Physical Review Letters, 61, p.2109（1988）
8) スティーブン・ストロガッツ（蔵本由紀監修、長尾力翻訳）『SYNC：なぜ自然はシンクロしたがるのか』早川文庫（2014）
9) エドワード・ローレンツ『Predictability: Does the Flap of a Butterfly's Wings in Brazil Set a Tornado in Texas?』アメリカ科学振興協会（1972）
10) 例えば、http://www.chaos-math.org/ja/kaosu7qi-miao-naatorakuta
11) D. Ruell and F. Takens, Comm. Math. Phys., 64, p.35,（1978）
12) M. Faraday, The Chemical History of a Candle（1861）、（『蝋燭の科学』：ファラデー、矢島祐利訳、岩波文庫、1933）
13) 灯りの話（山口芸術短期大学と「すおうランプ」とのコラボ：2018年2月）
    https://www.facebook.com/suoulamp/
14) 石田隆宏、原田新一郎『炎の光の振動』化学と教育、47巻（1999）10号 p.716
15) H. Kitahata, J. Taguchi, M. Nagayama, T. Sakurai, Y. Ikura, A. Osa, Y. Sumino, M. Tanaka, E. Yokoyama, H. Miike, J. Phys. Chem. A, 113（29）, p.8164（2009）
16) A. T. Winfree, Journal of Theoretical Biology, 16, p.15（1967）
17) Y. Kuramoto, "Self-entrainment of a population of coupled nonlinear oscillators", in International Symposium in Mathematical Problems in Theoretical Physics, edited by H. Araki（Springer-Verlag: Lecture Notes in Physics, vol.39, 1975）, pp.420-422. あるいは、Y. Kuramoto,『Chemical Oscillations, Waves, and Turbulence』Springer, New York（1984）
18) 米原万理『米原万理の「愛の法則」』集英社新書（2007）
19) P.W. Atkins（原著）、玉虫伶太（翻訳）『新ロウソクの科学 ― 化学変化はどのようにおこるか』東京化学同人（1994）
20) Y. Nagamine, K. Otaka, H. Zuiki, H. Miike, A. Osa, J. Phys. Soc. Japan, 86（2017）, No.7, 074003

おわりに

　本書は、山口学芸大学および山口芸術短期大学と(株)プラケアジェネティクスとの共同研究テーマ「**女性の健康とライフスタイル**」の研究成果を形にするため、出版という形態でまとめたものです。女性の健康に関わる関連課題を各著者の多様な視点で捉え、

① **女性のヘルスケア情報提供**を中心としたWebサービス・アプリの開発
② 健康ビジネスに関わる課題の提案と、医療・健康・ヘルスケア産業における日英米におけるヘルスケア事業環境の比較
③ 現代女性の心身状態や生活の質を向上させるための**食事面での留意事項**
④ 健康に関心の薄い（若くて健康な）学生の**キャリア教育**に「**健康**」の要素を効果的に取り入れるプログラム開発
⑤ 福祉の視点で「**女性がよりよく生きることを考え**」、「普段の暮らしの中に幸せを見いだす」のが「ふくし」であるとする
⑥ 「基礎デザイン課外ゼミ」の実践を体験し、実践内容を紹介するとともに「**デザイン**」思考を生活や仕事に取り入れ、人生を豊かにする秘訣を議論
⑦ 「生きたシステムの科学」を紹介し、その知見を通してみたヒトの健康維持を議論。その中で米原万理の**女性のための「愛の法則」**を紹介

など、その内容は多岐に渡っています。
　女性に限らずヒトが健康に一生を過ごすには、非常に多くのことを学びながら成長し続けていく必要があることを、改めて認識させられます。幅広い年代の方々に読んで頂き、一度しか巡っては来ない人生の「福音」の一つともなれば幸いです。

　　　　　　　　　　　　　　　　　山口学芸大学および山口芸術短期大学　学長

　　　　　　　　　　　　　　　　　　　　　　　　　三池秀敏

執筆者紹介

鈴木　将　（すずき　まさる）第1章
　現　職：(株)ブラケアジェネティクス・技術研究開発部長

並木　幸久　（なみき　ゆきひさ）第2章
　現　職：(株)国際総合知財ホールディングス・代表取締役社長、
　　　　　(株)ブラケアジェネティクス・代表取締役社長、
　　　　　山口大学・客員教授、九州大学・客員教授

林　玲奈　（はやし　れいな）第3章
　元：(株)ブラケアジェネティクス・健康・栄養情報分析部

尾﨑　敬子　（おざき　けいこ）第4章
　現　職：山口芸術短期大学・教授

佐藤　真澄　（さとう　ますみ）第5章
　現　職：山口学芸大学・教授

中山　愛理　（なかやま　えり）第6章
　現　職：山口学芸大学・学生部職員

三池　秀敏　（みいけ　ひでとし）第6章・第7章
　現　職：山口学芸大学・山口芸術短期大学・学長

■編著者紹介

　　並木　幸久　（株）国際総合知財ホールディングス・代表取締役社長、
　　　　　　　　（株）ブラケアジェネティクス・代表取締役社長、
　　　　　　　　山口大学・客員教授、九州大学・客員教授
　　三池　秀敏　山口学芸大学・山口芸術短期大学・学長

■イラスト

　　國分のり子　山口大学（メディア基盤センター ISMS 広報部）

■表紙デザイン

　　津村　有紀　（株）ブラケアジェネティクス

女性の健康とライフスタイル
― ビジネス目線と学際的な視座から ―

2019 年 4 月 20 日　初版第 1 刷発行

■編　著　者────並木幸久・三池秀敏
■発　行　者────佐藤　守
■発　行　所────株式会社　大学教育出版
　　　　　　　　〒700-0953　岡山市南区西市 855-4
　　　　　　　　電話（086）244-1268　FAX（086）246-0294
■印刷製本────モリモト印刷㈱

© Yukihisa Namiki&Hidetoshi Miike 2019, Printed in Japan
検印省略　　落丁・乱丁本はお取り替えいたします。
本書のコピー・スキャン・デジタル化等の無断複製は著作権法上での例外を除き禁じられています。本書を代行業者等の第三者に依頼してスキャンやデジタル化することは、たとえ個人や家庭内での利用でも著作権法違反です。
日本音楽著作権協会（出）許諾第 1901834-901 号
ISBN978-4-86692-011-5